AF315384

RÉGLEMENT

DE VIE

POUR CONSERVER LA VUE.

RÉGLEMENT DE VIE,

Ou comment doivent se gouverner ceux qui sont affligés de la foiblesse de la vue, avec les moyens de s'en préserver.

Par M. GLEIZE, Docteur en Médecine, Médecin Oculiste ordinaire de Leurs Altesses Royales & Sérénissimes Mgrs. COMTE D'ARTOIS & LE DUC D'ORLÉANS, Maître en Chirurgie & Oculiste du College Royal de Chirurgie d'Orléans, & Correspondant de plusieurs Académies.

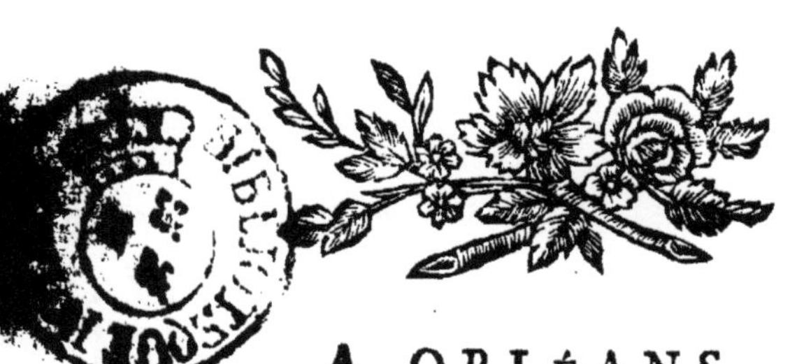

A ORLÉANS,

De l'Imprimerie de JACOB l'Aîné, rue Bourgogne.

Et se trouve A PARIS,

Chez { DIDOT le Jeune, Libraire, Quai des Augustins.
MEQUIGNON l'Aîné, Libraire, rue des Cordeliers.

M. DCC. LXXXVII.

INTRODUCTION.

IL y a un très-grand nombre de perſonnes qui, quoique bien conſtituées ou non, ſont néanmoins affectées de la foibleſſe de la vue : quelquefois cette maladie ne change en aucune maniere la forme naturelle de cet organe , & elle ne peut par conſéquent ſe découvrir aux yeux de l'obſervateur. Ainſi c'eſt toujours par diverſes cauſes apparentes , ou non apparentes que la foibleſſe de la viſion ſe produit ; & que le Médecin le plus habile ne pourroit prévoir , ni par conſéquent y remédier. Il eſt bon qu'il en ſoit prévenu en établiſſant

d'abord une théorie & une pratique de cette maladie, afin qu'elle
tourne au profit des malades ; les
Maîtres de l'Art qui voudront la fuivre pourront, avec plus de facilité, se procurer les moyens de
soumettre à leurs connoissances
l'objet des recherches utiles pour
augmenter, ou au moins conserver la perception de la vue ; &
c'est avec toutes les notions les
plus exactes, appuyées sur l'observation, que je m'empresse de
présenter au public la maniere la
plus sûre d'y parvenir. Plein de
connoissances pratiques sur les
maladies de l'œil, & sur ce qui
peut les procurer, j'ai entrepris

mon Ouvrage avec plus de confiance, & je m'étends fuffifamment fur la matiere qui convient. Je fais connoître en même-tems les abus de plufieures perfonnes qui ont chacune des prétendus remedes fecrets pour les maladies de l'œil , en les donnant pour infaillibles , immanquables ; incomparables , & cela avec tant d'affectation , que leur principal but n'eft que d'attraper l'argènt du public , & que leurs intérêts particuliers font l'unique motif qui les font agir. Ces vues & ces moyens de s'enrichir conviennent à des Empiriqnes ; mais une pareille conduite eft indigne des

Médecins remplis de fentimens, ennemis de la fupercherie, partifans
de la vérité & animés d'un amour
fincere pour la confervation de
leurs femblables.

Les réflexions & traitemens que
je donne dans le courant de l'Ouvrage font fentir le befoin qu'avoit
la Médecine d'un Ouvrage nouveau fur cette partie importante
de l'art de guérir. De plus, j'ai
joint un gouvernement réquis pour
jouir d'une plus longue & plus
parfaite fanté.

1°. Je parle des différentes fortes de vues ; des caufes internes &
externes qui peuvent produire la
foiblelle de cet organe, fuivies de

L'étiologie & de la thérapeutique , dans chaque article.

2°. Des Alimens qui conviennent & de ceux qui font contraires.

3°. De la boiffon qui convient
& de celle qu'il faut profcrire.

4°. Des couleurs qui affectent
cet organe , & de celles qui le
réjouiffent.

5°. Des accidens qui fuivent la
petite vérole naturelle & des avantages de l'inoculation.

6°. Du choix de l'air , & de celui
qui eft nuifible.

7°. De la continence des yeux,
ou vertu qui nous fait abftenir des
plaifirs défendus & des paffions de
l'ame.

8°. Du sommeil & de la veille convenables.

9°. De l'utilité du travail & des évacuations de sécrétions.

10°. Enfin de plusieurs indications ou remedes préservatifs pour conserver l'organe de la vue.

RÉGLEMENT

RÉGLEMENT
DE VIE,

*Ou comment doivent se gouverner
ceux qui sont affligés de la foiblesse de la vue, avec les moyens
de s'en préserver.*

SECTION PREMIERE.

*Des différentes sortes de vue, des causes
internes & externes qui en produisent
la foiblesse, suivies de l'Etiologie &
de la Thérapeutique.*

L'AUTEUR de la nature n'a point fait
à l'homme de don plus grand que celui de
la vue : son excellence est admirable pour
la dignité de son objet particulier , &
pour la diversité des choses qu'elle repré-

A

fente à l'ame; c'eft pourquoi cet organe eft fitué au plus haut du corps, pour voir de plus loin, & il fert à l'homme comme à l'animal, de fentinelle, afin de découvrir tout ce qui peut le flater, ainfi que tout ce qui peut l'offenfer.

La lumiere eft le premier objet de l'œil, mais elle ne fe fait point par l'émiffion des rayons lumineux tranfportés de l'œil, jufqu'à l'objet, comme penfe *Platon* ; au contraire c'eft par la réception des rayons de lumiere réfléchis de l'objet à l'œil, comme foutient *Ariftote*. Ainfi, pour la faculté de voir, il faut néceffairement que les images foient portées par le moyen de l'air, & éclaircies par la lumiere dans cet organe le plus noble & le plus utile de tous nos fens ; lequel fe trouve renfermé dans une foffe nommée Orbitaire, qui lui fert de rempart pour fa plus grande fûreté.

L'action de nos fens en général, n'eft produit que par le mouvement des efprits animaux ou fenfitifs, dont l'ame fe fert pour exercer toutes fes facultés : ces mêmes efprits étant dans leur inté- grité, font rangés pour obéir à l'exercice de leurs fonctions. Si ces fluides fenfitifs font altérés ou s'ils manquent à ces or- ganes, alors ces derniers tombent dans un état d'inertie ou d'impuiffance par cette deftitution ; par exemple , l'ame ne peut rien voir que par le moyen de la vue , afin qu'elle juge avec équité de ce qui peut lui convenir comme de ce qui peut lui être contraire. L'ame ne peut rien entendre ni favoir que par le fecours de l'ouie , ainfi que des autres fens : *nihil eft in intellectu , quod prius non fuerit in fenfu*, dit *Ariftote.*

Actuellement je vais difcourir fur plu- fieurs fortes de vue , de même que des diverfes maladies qui les affectent.

On reconnoît trois efpeces de vue, favoir la bonne ou parfaite, la myope & la presbyte.

La premiere vue eft ainfi appellée bonne ou parfaite, parce qu'elle donne à l'homme la faculté de voir les objets de loin comme de près; les parties qui la compofent font dans l'état le plus parfait & le plus complet, néanmoins elle fe change par fois en myope, particuliérement chez ceux qui lifent beaucoup, où qui s'appliquent à des ouvrages fins; elle eft encore fujette à fe changer en presbite dans un âge avancé, comme on le verra ci-après.

La feconde vue nommée myope, quoique naturelle, eft fort incommode à caufe de fon foyer qui eft très-court; les Perfonnes qui en font atteintes ne voient les gros objets que de quatre ou cinq pas, & pour l'ordinaire, troubles, & elles n'apperçoivent diftinctement les petits que de bien proche, & même lifent au clair de la Lune. Les caufes de la myopie font dues à la trop grande convexité de la cornée tranfparente, où à celle du cryftallin, par fa groffeur contre nature : quand ces deux convexités fe trouvent enfemble, alors les Perfonnes en sont beaucoup plus à plaindre, parce qu'elles ont la vue moins longue, & que cette incommodité les obligent par conséquent de rapprocher les objets plus près des yeux, afin de recevoir les rayons lumineux, qui ont à cet effet une plus grande divergence; par ce moyen elles les voyent d'une maniere plus distincte.

Au reste, cette incommodité de la vue se corrige quelquefois avec l'âge, lorsque la cornée s'affaisse, ou quand le cristallin pert en partie sa convexité; mais cette guérison ne s'opere pas communément, car j'ai vu des vieillards qui approchoient encore les objets de bien près de cet organe. Quoique la Myopie soit regardée comme un incommodité dans le général, elles se trouve cependant guérie par l'opération de la cataracte, comme on peut voir dans mon premier Volume, *page 93*, Observ. XX. & que j'ai lue en pleine séance, devant la Société Royale de Médecine de Paris, au mois de Décembre 1785.

A iij

Néanmoins la cataracte ne vient pas ordinairement aux yeux myopes, ni aux presbytes; & même on remarque qu'à ces deux fortes de vue, dans le grand âge, on peut lire très-fouvent fans le fecours des Lunettes. J'ai vu moi-même plufieurs Perfonnes qui ont quitté les Lunettes dans l'âge octogénaire, en ce que les parties qui compofent cet organe s'étoient perfectionnées.

La troifieme vue enfin eft la presbyte; celle-ci eft totalement oppofée à la myope, en ce que le foyer eft fort long. Les Perfonnes qui en font atteintes apçoivent bien les objets, mais de loin, & de près elles les voient troubles. Cette maladie arrive fpécialement à la fuite de la bonne vue, en ce que le cryftallin devient trop applati; il s'en fuit que les rayons de lumiere fouffrent moins de réfraction, les parties qui compofent le globe de l'œil n'étant pas affez convexes: dans ce cas les malades ne peuvent voir les objets que de loin. Ainfi la vue myope & la vue presbyte ne font point dangereuses : au contraire , elles se conservent long - tems, & la cure la plus convenable est de se servir de Lunettes. Par exemple , j'ai remarqué que les yeux gris & les bleus saillants , étoient plus sujets à devenir myopes ; & que les yeux bruns ou noirs qui sont ordinairement plus petits , deviennent dans un certain âge , presbytes, & même cette incommodité augmente quelquefois.

Monsieur *de Lachenal* , Professeur en Médecine *à Bâle* , m'a fait part qu'il avoit de naissance un œil myope & l'autre presbyte ; quand il fixoit des deux yeux un objet quelconque éloigné de lui , il ne le voyoit que d'une maniere trouble ; mais s'il le vouloit voir distinctement, il étoit obligé de fermer l'œil myope ; au contraire , l'œil presbyte étant fermé , il ne voyoit le même objet que de très-proche , mais avec beaucoup plus de précision.

J'ai connu une autre Perfonne qui avoit la vue à peu près femblable , excepté que l'œil myope groffiffoit les caracteres lorfqu'elle lifoit , & qu'avec les deux yeux ouverts , elle ne pouvoit lire qu'avec des Lunettes convexes du numéro douze , ce qui faifoit croire qu'elle ne lifoit que de l'œil presbyte , parce que pour l'œil myope , il auroit fallu néceffairement un verre concave.

Il y a auffi une autre efpece de vue qui affecte bien des Perfonnes, & qui vient quelquefois de la premiere conformation , ou par accident, que l'on nomme *Amblyopie*, ou grande foibleffe de vue toute éblouie , accompagnée d'un brouillard fort épais reffemblant à un crêpe, fans qu'il paroiffe aucune caufe apparente au globe de l'œil. Les malades ne voient pas mieux à la lumiere de la nuit qu'à celle du jour ; néanmoins il y a des jours qu'ils apperçoivent un peu mieux les objets que dans d'autres ; mais j'ai vérifié que les Lunettes ne leur étoient d'aucune utilité.

Par exemple , j'ai remarqué que la prunelle chez les uns est conforme, & chez les autres elle se trouve dilatée, & toujours avec un mouvement peu sensible. Quelquefois cette débilité de la vision vient tout-à-coup, ou peu-à-peu, soit naturellement, soit à la suite de quelques maladies chroniques : on n'en peut attribuer la cause qu'à l'irrégularité du cours des esprits animaux dans cet organe, ce qui doit supposer l'obstruction des filieres du nerf optique, ou un relâchement des fibres de la rétine , qui s'opere non seulement par une espece de contraction ou érétisme espamodique , ou par un racornissement ou irritabilité des nerfs de toute la machine.

Tous ces symptômes nous mettent dans le cas de comprendre ce qui hâte, arrête ou suspend le cours, & trouble l'équilibre des esprits animaux dans cette partie; desorte que *l'Amblyopie , l'Heméralopie , l'Anictalopie , la Goutte se-*

reine & le Mydriafis en font les funeftes fuites , & produifent quelquefois la deftruction de la vue. Les humeurs épaiffes & vifqueufes qui fe trouvent dans la maffe du fang , contribuent auffi à déranger cet organe, ainfi que les pertes de fang abondantes, par le nez, par la bouche, par la matrice , ou par un lait répandu dans la maffe du fang ; delà il s'enfuit que cette foibleffe du corps occafionne un dérangement à la perception de la vue ; un femblable état eft fort trifte chez les Perfonnes qui en font affligées , en ce que les remedes font très-fouvent peu profitables.

Néanmoins il eft bon de mettre en pratique les médicamens que je prefcris plus bas, & fuivant la diverfité des caufes qui ont produit la foibleffe de cet organe; fi toutes fois la guérifon étoit fufpendue au point de furpaffer la connoiffance du Médecin, dans ces cas il faudroit fuivre les confeils *d'Hyppocrate*, qui dit, (qu'il vaut mieux hafarder un re mede incertain, que d'abandonner le malade à son malheureux sort) ou que le malade consulte de nouveau un autre Maître de l'Art , qui puisse lui procurer quelque soulagement.

Enfin il y a des causes antécédentes dans les corps, qu'on ne sauroit prévoir ni prévenir, & qui procurent dans la suite tous ces dérangemens de la vue ; il est bon de faire connoître judicieusement, dans cette partie de l'Art de guérir les divers phénomenes des maladies qui se passent continuellement dans cet organe, & de les mettre sous les yeux de l'observateur, afin de pouvoir soulager l'humanité souffrante.

Mais dira-t-on, on ne peut donner une théorie de cette affliction, que d'une maniere fort obscure, cela est vrai : mais je répondrai à cette objection, qu'il en est de la connoissance de plusieurs maladies symptomatiques qui affectent l'œil, comme de celles des autres parties du corps. Ainsi ces différentes explications ont leurs difficultés ; on ne peut donc donner qu'un raifonnement des faits qui puiffe fe rapprocher le plus de la vérité.

L'Amblyopie produite par la caducité de l'âge, eft toujours la fuite de l'obftruction d'une partie des fillieres du nerf optique ; & je dis que l'œil qui voit diftinctement, l'efprit animal, doit y être abondant & fubtil : fi ce fluide fe porte en plus petite quantité, ou qu'il foit moins épuré dans cette partie, alors il rendra la vue plus foible, & le malade ne pourra par conféquent difcerner avec précifion, ni ce qui eft éloigné, ni ce qui eft proche ; celà n'eft pas douteux, en ce que les vieillards ont plus de vifcofités dans les liquides, & le fluide électrique ou fenfitif doit conféquemment fe diftribuer beaucoup moins dans les filieres du nerf optique.

Les coups, les chûtes qui occafionnent des tranfports de fang à la tête, ainfi que les maladies pléthoriques, comme les fievres malignes & autres,

produisent encore *l'Amblyopie* : quelquefois le progrès des maladies doit être
imputé à des Médecins ou à des Chirurgiens, pour avoir trop temporisé à
faire saigner leurs malades dans le principe de la maladie : il s'en suit delà des
infusions de sang dans le cerveau, qui
pésent sur les couches du nerf optique,
ou des inflammations dans les vaisseaux
de la rétine, qui lui font perdre en
partie son ressort, & la Vue s'en trouve
malheureusement endommagée.

Voici un fait, un homme d'un tempéramment sanguin décéda à l'Hôtel-
Dieu de Blois, à la suite d'une fievre
maligne ; n'ayant point été saigné dans
le commencement de la maladie, il fut
cruellement tourmenté la veille de sa
mort, par le sang qui lui étoit monté à
la tête ; je voyois ce malade tous les
jours à l'occasion d'un homme que j'avois
opéré de la cataracte, & qui étoit auprès
de lui ; après son décès je lui ouvris les
yeux, j'y remarquai trois choses, 1°. Que

les vaiſſeaux de la conjonctive étoient devenus variqueux, 2°. Que la prunelle étoit très-ample. 3°. Enfin que les vaiſſeaux de la rétine étoient engorgés de ſang, ce qui donnoit à connoître que ce pauvre individu auroit vraiſemblablement reſté aveugle s'il eût ſurvécu à cette maladie.

Bonnet, Anatomiſte, Livre *10*. Obſ. **IV**. dit avoir trouvé à l'ouverture d'un cadavre l'artere carotide extrêmement pleine de ſang, qui à ſon entrée produiſoit une forte compreſſion ſur le nerf optique. Le même Auteur aſſure encore avoir trouvé pluſieurs fois des tumeurs qui comprimoient ce nerf, & avoient occaſionné ſon deſſéchement ou ſa paralyſie.

Wepfer, Médecin Suiſſe, a trouvé du ſang & de la ſéroſité extravaſée, & peſant ſur les couches du nerf optique.

Vanſwieten, rapporte d'un malade affecté d'une fievre ardente, qui avoit gonflé extraordinairement les arteres, gênant la circulation au point de rendre tous les vaisseaux immuables , & avoit occasionné un aveuglement parfait ; en vain s'attachoit-on à fomenter les yeux intactes , clairs & limpides avec toutes sortes de collyres ; un Médecin d'un expérience consommée , pronostiqua que le mal se termineroit par une abondante & salutaire hémorrhagie du nez ; elle arriva en effet, & les vaisseaux étant désemplis, ce sang épais & plectorique qui formoit l'inflammation, résout & dissipé , le malade recouvra le libre exercice de la vue.

Un Gentilhomme de Toulouse affecté depuis long-tems d'une violente douleur de tête qui lui avoit beaucoup affoibli la vue, je remarquai qu'il étoit d'un tempérament pléthorique, & je prévis par un pouls extrêmement élevé, que la maladie pouvoit se tourner dans un plus grand danger ; sur le champ il fut saigné à la jugulaire : quatre heures après il prit l'hypecacuanha, & une médecine le lendemain, il observa plusieurs jours la diéte la plus sévere, & la vue se rappella infenfiblement, au point que quinze jours après il vaqua à fes fonctions ; depuis ce tems il a vécu de régime.

Un homme à l'Hôtel de la Charité de Tours, n'ayant point eu le même traitement dans une femblable maladie, tomba un jour à la renverfe par le grand mal de têre ou tranfport de fang au cerveau ; on le traita, mais ce fut par des remedes palliatifs : cet accident lui affoiblit tellement la vue qu'àpeine pouvoit - il fe conduire, & même n'appercevoit les objets que par le côté droit (*) tel étoit ; le trifte état du malade : l'on voit par cette remarque, que la faignée eft d'un grand fecours dans cette maladie, & particuliérement chez les tempéraments fanguins & pléthoriques.

Combien a-t-on vu, & moi-même ;

____

(*) La Paralyfie ou l'obftruction d'une partie du nerf optique répondoit directement fur la portion de la rétine qui étoit pareillement offenfée, & faifoit que le maláde ne pouvoit voir foiblement que du côté de la partie feine de la rétine.

qu'une

qu'une humeur superflue portée à la tête & sur cet organe, procuroit d'abord une grande foiblesse de la vue, & même l'aveuglement le plus parfait, ensuite l'avoir recouvré après un tems, tout-à-coup, ou insensiblement, soit par un effort de la nature, soit par le moyen des médicamens.

On lit dans une lettre du jeune *Bartholin de Leyde*, le 22 Janvier 1675, qu'une fille de vingt ans, affligée depuis l'âge de quatre d'une cécité confirmée, eût un écoulement par les narines d'une lymphe claire & limpide, mais âcre, salée, qui lui rendît la lumiere.

On trouve dans les Ephémérides des Curieux de la Nature que *Jean la Serre* a vu à Montpellier une fille qui éprouvoit un aveuglement périodique ; il commençoit aux approches du mois de Mai, & duroit trois ou quatre mois. Cet aveuglement n'avoit lieu que lorsque le soleil étoit couché : il étoit si parfait qu'elle n'apperçevoit pas même une lumiere qu'on lui approchoit fort près des yeux; c'eſt ce qui me paroît un peu fort.

Un homme de *Caen* qui étoit affeété, diſoit-on, de l'*Amblyopie*, impatient de reſter dans cet état, un matin ſe mit une priſe de tabac dans les yeux, ſon effet procura une abondance de larmes, & des crachats, qui ébranlerent apparemment les fibres de la rétine, & la vue lui revint comme auparavant.

Une autre perſonne de la même ville, atteinte de la même maladie, étant venue me conſulter, je lui ordonnai le tabac mêlé avec la thutie préparée pour être ſoufflé quatre fois par ſemaine dans cet organe, joint à un régime de vie; elle fut bien ſoulagée.

Une femme de *Tours*, qui étoit preſque aveugle, fut guérie par le tabac qu'elle ſe fit ſouffler dans les yeux. Ce remede paroît très-efficace dans certains cas, & très - ſenſible aux impulſions de la lumiere.

Pour la cure en général de l'*Amblyopie*, elle doit être variée suivant les circonstances ; & l'on doit toujours avoir égard à l'âge & au tempérament : par exemple, si cette maladie vient à une personne pléthorique, par un mal de tête, avec battement ou fievre, il faut alors mettre la saignée en usage, au lieu que chez les tempéramens cacochymes, il faut l'éviter, parce qu'elle accéleréroit la perte de la vue : (car plusieurs de ces derniers m'ont fait part, qu'une saignée faite au pied leur avoit totalement ôté l'usage de ce sens, & d'autres pour une saignée au bras, avoient senti leur vue beaucoup plus affoiblie qu'auparavant.) Ensuite, ils prendront l'émétique, les purgatifs réitérés en bols, si on les juge nécessaires, ainsi que les vessicatoires larges, appliqués de préférence sur les épaules ; les bains, les lavemens, les fondans, les sudorifiques, les bouillons & les eaux thermales, sont d'une grande ressource. Si ces remedes n'avoient point de fuccès, il faudroit avoir recours aux anti-fcorbutiques, aux volatils, aux calybées, aux mercuriels, aux céphaliques, aux nervins, & enfin à l'électricité. Pour les topiques, fi quelqu'uns font mis en ufage, il faut que ce foit des fpiritueux, comme capables de rappeller les efprits animaux ; comme l'alkali-volatil-fluor, pris en vapeur dans le creux de la main : on peut mettre de tems-en-tems quelques gouttes du baume de Fioraventi, ou la teinture de Myrrhe-Aloës dans l'œil, ou l'efprit-de-vin mis en compreffe, &c. J'ai remarqué que chez les perfonnes d'un tempérament fec, & affectées de l'*Ambyoplie*, l'eau fraîche appliquée de tems-en-tems fur le front, foulageoit leur vue, ainfi que les bains froids pris l'efpace de douze minutes, dans les trois faifons de l'année.

Un Médecin qui eft vraiment intelligent eft plus dans le cas de juger d'une maladie, & d'appliquer en même tems les remedes qui y conviennent, qu'un autre qui l'est moins; ainsi la thérapeutique suit toujours le vrai diagnostic, & pronostic des maladies en général; & c'est par-là le vrai moyen de traiter méthodiquement la médecine.

Héméralopie : état de la vue dans lequel le malade voit assez pendant le jour, mais dès qu'il approche du crépuscule du soir, sa vue décline insensiblement, & lorsqu'il est totalement nuit, il ne discerne les objets ni au clair de la lune, ni à la lumiere. Cette maladie de la vue est sans danger, & attaque spécialement les jeunes sujets. Je ferai observer ici que l'*Héméralopie*, provient toujours d'un épaississement de la lymphe par l'usage des alimens grossiers & d'un air trop humide ou trop froid; c'est ce qui procure un engouement de cette humeur dans le tissu de la rétine. Mais on me dira, pourquoi le malade voit le jour & non la nuit; je répondrai à cela que l'action du soleil & l'exercice du travail durant le jour, mettent en mouvement la lymphe, & empêche, par cette raison, d'abreuver cette tunique.

J'ai vu très - rarement cette maladie en France; le pays où je l'ai le plus obfervée eft en *Suiffe* & en *Savoye*; les neiges, les boiffons froides, & les intranfpirations arrêtées en font les principales caufes. Auffi les maladies de l'œil de toute efpece y font prodigieufement fréquentes.

Dans le traitement de l'*Héméralopie* on doit prefcrire une nourriture faine & délayante, mêlée de végétaux : les boiffons apéritives, les bains tiédes, les purgatifs, les fudorifiques, les vefficatoires derriere les oreilles, ou fur les épaules, ne doivent point être épargnés. L'ufage des collyres fpiritueux mis dans l'œil, accélere la guérifon par la tranfpiration forcée de cet organe. J'ai plufieurs fois guéri cette maladie par le régime & par la feule application de la pommade décrite dans mon premier Ouvrage, Art. de la *Nictalopie*, page 174 : mais on doit toujours faire suivre les remedes internes.

Nictalopie : est une maladie de l'œil dans laquelle les malades voient mieux la nuit & dans des lieux obscurs, & fort peu ou presque point dans le grand jour. Les causes de cette maladie sont diverses : par exemple, les personnes qui ont une irritabilité dans le genre nerveux sont sujettes à la *Nictalopie*, par la sécheresse de la rétine, ainsi que celles qui habitent un climat chaud. J'ai connu un François qui fut atteint de cette maladie à l'Amérique, qui l'obligea de s'en retourner, & fut d'abord guéri, dès qu'il eut respiré l'air natal ; néanmoins, j'ai vu quelquefois cette maladie dans nos provinces de France ; mais c'étoit chez des personnes qui sortoient d'une grande maladie, dont le grand jour les éblouissoient : une petite fille de Montpellier, dont j'ai fait mention dans mon premier Ouvrage, page 140, en étoit aussi naturellement affectée.

Il y a encore une autre espece de *Nictalopie* qu'on apporte quelquefois de naiſſance : c'eſt celle qui eſt produite par une eſpece de taie, ou noyau, qui a ſon ſiege dans le milieu du cryſtallin : par fois ce noyau reſte tel toute la vie, & quelquefois il augmente à former entiérement l'opacité du cryſtallin. De ſorte que dans le premier état les malades voyent, en ce que la circonférence du cryſtallin ſe trouve diaphane, & laiſſe par conſéquent paſſer les rayons de lumiere dans l'obſcurité par la dilatation de la prunelle, mais au contraire, la contraction de la pupille ayant lieu dans le grand jour, les prive de voir à cauſe de cette opacité. Le jeune homme que j'ai opéré de la cataracte à Grenoble, inſéré dans mon premier Ouvrage, page 77, Obſ. XI, étoit *Nictalope* par ce noyau.

J'ai encore opéré, avec le même ſuccès, en préſence de MM. *Miége* & *Stéhelin*, Profeſſeurs en Médecine de l'Univerſité de Bâle, un jeune homme âgé de 15 ans, qui étoit aussi *Nictalope*, par la même opacité, ainsi qu'une femme de *Caen*, qui en étoit affectée depuis douze ans. Les animaux ne sont point exempts de cette maladie, car je fis voir en 1784, un œil de veau à M. *Terras*, Chirurgien de Geneve, qui étoit atteint de cette maladie par un noyau opaque que je lui tirai dans le milieu du crystallin, de la grosseur d'un poid verd, & le restant étoit transparent comme du crystal ; ainsi tous les animaux quadrupedes sont fort sujets à la *Nictalopie*, mais plus spécialement le chien, le bœuf & le cheval. Quant à ce dernier, les paysans lui ont donné le nom de *lunatique*, en ce qu'il voit la nuit au clair de la lune par la dilatation de la prunelle, & il est pour lors capricieux, fantasque, & difficile à mener, parce que tout ce qu'il voit lui fait peur ; mais j'ai remarqué quelque tems après que le crystallin étoit devenu entiérement opaque, & rendoit alors cet animal aveugle : enfin presque tous les chevaux de cavalerie de Sa Majesté deviennent aveugles par la cataracte.

L'opération de la cataracte est très-difficile à pratiquer sur le cheval, à cause de l'instabilité de l'œil ; & jusqu'à présent elle a été infructueuse : mais dans peu je compte faire part à MM. de l'Ecole Royale Vétérinaire de *Charenton*, un moyen qui pourroit réussir.

La cure de la *Nictalopie* ne présente d'autre ressource , pour certaines personnes , que de changer d'un climat chaud à un plus froid, & les malades convalescens qui craignent la trop grande clarté , doivent faire usage d'un garde-vue verd , ou des lunettes de même couleur , parce que le verd renferme beaucoup d'ombre , & tient la prunelle dilatée; & celle qui est produite par l'opacité en partie du crystallin , on doit l'extraire ou la baisser avec beaucoup de précaution. La *Nictalopie* dont j'ai parlé dans mon promier Ouvrage doit avoir le nom d'*Héméralopie*.

Goutte séreine : ou aveuglement parfait qui arrive peu-à-peu ou tout-à-coup,
tantôt à un seul œil, tantôt à tous les deux,
sans qu'il paroisse aucun vice. La prunelle
est ordinairement large & presque toujours sans mouvement. Le malade n'apperçoit aucun rayon de lumiere ; c'est
ce qui désigne incontestablement l'obstruction ou la paralysie du nerf optique ;
on peut mettre définitivement cette cécité au rang des maladies incurables.
Je parle dans le courant de l'Ouvrage des
causes qui la procurent, c'est ce qui
me dispense d'en parler : par exemple,
on ne doit jamais affliger le malade sur
son malheureux sort ; au contraire, il
faut lui faire espérer que l'effet de la nature peut le guérir par la succession des
tems. On appelle *Goutte sereine imparfaite* celle qui procure au malade la faculté de voir très-foiblement les objets ;
dans celle-ci la prunelle se trouve moins
ample avec un mouvement peu sensible,
ce qui dénote toujours un vice dans l'or-

gane. La théorie, & le traitement de cette maladie, est le même que j'ai décrit dans l'*Amblyopie*.

Midriasis : ou Dilatation contre nature de la pupille, laquelle reste pour l'ordinaire immobile à la lumiere de la nuit, ainsi qu'à celle du jour. Cette maladie provient quelquefois de la premiere conformation, comme je l'ai vu à une Demoiselle de *Chartres* ; ou à la suite d'une maladie interne, ou externe, comme les piqûres, les coups reçus sur la tête ou sur le globe de l'œil. J'ai vu par fois arriver le *Midriasis* chez les tempéramens sanguins, à la suite de l'opération de la cataracte par abaissement, d'où il en résultoit une vue très-foible. A l'égard de la dilatation de la prunelle, si elle est considérable & ancienne, l'on peut la mettre au rang des maladies incurables ; cette maladie dépend de la paralysie des fibres orbiculaires ou de l'état convulsif des fibres droits ou rayonnés de l'iris. Quoiqu'il en soit, le nerf optique étant sain , de même que la rétine , la vue n'en existe pas moins , mais elle est moins parfaite.

La cure la plus propice de cette infirmité chez les adultes , est de se servir d'un tuyau noirci intérieurement , ou d'un garde - vue verd. Le *Midriasis* qui est procuré par quelque cause externe , ou par un état convulsif comme il arrive chez les enfans ; alors on emploiera les saignées , les bains émolliens, & les minoratifs. On appliquera en compresse sur l'œil, la décoction de fleurs de Guimauve, ou celles de bouillon blanc, sans eau-de - vie , le tout sera suivi d'un régime exact.

Quand on a reçu quelques coups à l'œil, ou aux parties qui l'environnent, il s'ensuit ordinairement un dérangement dans l'organisation de la vue. Je me contenterai d'en rapporter plusieurs exemples; mais j'ai observé chez la plupart des malades , que cet organe se perdoit faute de soin,

Un Maître en fait d'Armes reçut un violent coup de fleuret dans un œil ; il ne fut pas saigné , ni soigné , suivant les regles de l'art ; les douleurs de tête , le gonflement de cet organe & la fievre , augmenterent tellement qu'il perdit la lumiere des deux yeux.

, De plus , la femme d'un laboureur des environs d'*Amiens* perdit également la vue des deux yeux , pour avoir été mal soignée à la suite d'un coup de rateau , qu'elle reçut sur un œil , en éprouvant les mêmes fymptômes que le précédent. (*)

Ceux qui jouent à la paume font expofés par fois à recevoir une balle fur l'œil. Il s'enfuit de-là , & prefque toûjours , une grande foibleffe de vue qui ne fe guérit jamais , & quelquefois

---

(*) Il y a des malades qui croyent qu'en les faignant , on doit mettre fin à leur vue ; revêtus de cette ignorance , les progrès de la maladie les aveuglent très-fouvent , pour avoir différé cette opération , & il ne leur refte que le repentir.

même il leur arrive l'entiere perte par la goutte séreine. On emploie ordinairement les remedes calmans qui sont décrits plus bas. Mais on peut augurer que le choc que procure la balle sur le globe de l'œil, donne lieu très-souvent à un détachement ou séparation de la rétine à la corroïde, ou à sa rupture, & cause aussi quelquefois la cataracte branlante par le détachement en partie de la cryftalloïde. Pour être assuré de tous ces faits, il faudroit nécessairement que la dissection de l'œil fût faite après le décès du malade. Vraiment si les médecins & chirurgiens des hôpitaux avoient le soin de faire la dissection des yeux des cadavres qui étoient affectés dans leur vivant des maladies de cet organe, on auroit certainement plus de lumiere pour connoître le vrai siége d'un très-grand nombre de ces maladies, afin d'y remédier plus sûrement. Peut-être que cette proposition excitera MM. les Maîtres de l'Art à faire des recherches avec plus d'empressement qu'on a fait jusqu'à préfent. Je le fouhaite de tout mon cœur pour le foulagement de l'humanité fouffrante.

Un jeune homme des environs du *Mans*, de la paroiffe de Mayé, étant venu me confulter fur un coup de branche d'arbre qui lui avoit frappé violemment le petit angle de l'œil gauche, qui lui fit répandre beaucoup de fang, on lui panfa la plaie, & il en fut guéri en trois jours. Une chofe extraordinaire, c'eft que l'œil affecté de ce coup fut rétabli dans fon premier état, mais au contraire, il perdit le droit par un atrophie, & un ftrasbisme qui le rendit perclu. On peut attribuer la caufe de cet accident, à un efpèce de contre-coup dans le nerf optique oppofé, lequel fut capable de faire perdre la vue : tant il eft vrai de dire, qu'il y a une infinité de caufes fympatiques qu'on ne fauroit prévenir, ni y remédier.

Un Officier du Régiment de Bretagne infanterie, étant en garnifon à Grenoble,

perdit

perdit la vue d'un œil, par la goutte séreine à la suite d'une chûte qu'il fit, la tempe de cet œil s'étant heurtée, contre une pierre.

Enfin, il faut considérer que la plupart des malades ne perdent entiérement la vue que faute du secours requis que demandent ces genres de maladies. Quand ils ont reçu quelques coups ou chûtes qui ont procuré un dérangement dans cet organe, il faut d'abord qu'ils soient saignés une ou plusieurs fois, suivant que le cas l'exige ; en même temps ils suivront le régime le plus strict, accompagné des boissons rafraîchissantes, des lavemens, des bains de pieds. Quant aux collyres il faut se servir par fois de l'eau vulnéraire, lorsque les accidens ne sont pas bien graves ; mais pour peu que les douleurs soient aiguës, il faut avoir recours aux calmans, comme l'eau distillée de fleur de sureau, de tilleul, en y joignant un peu de camphre, ou la simple décoction d'eau de fleurs de guimauve, mise en compresse, & quelquefois même on eſt obligé d'appliquer des cataplaſmes faits avec la mie de pain & le lait : tous ces moyens mis promptement en uſage arrêtent le cours des accidens, & mettent fin à la maladie.

Il y a encore beaucoup de perſonnes qui perdent la vue par la goutte ſéreine, à la ſuite des grandes douleurs de tête qui viennent naturellement, & particuliérement chez les payſans ; ainſi, on ne ſauroit aſſez tôt porter du remede à cette maladie. On doit commencer par une ample ſaignée, quand cette douleur provient par l'abondance du ſang : enſuite les bains, les purgatifs réitérés, les apéritifs, les veſſicatoires, parce que la cauſe vient toujours d'une humeur pléthorique qui occaſionne par la trop grande dilatation des vaiſſeaux, une forte compreſſion ſur le nerf optique. Dans le traitement, le malade ne pourra ni lire ni écrire, ou très-peu, ne boira que de l'eau pure à ſes repas & fera en ſorte d'avoir les pieds chauds.

Enfin, on voit aſſez communément

des foibleſſes de vue produites par une
criſpation, ou irritabilité du nerf optique,
& qui cauſent aſſez ſouvent des douleurs
très-ſenſibles à cet organe, & principalement chez des perſonnes d'un tempéramment maigre & un peu hypocondriaque.
Quant à la cure, il faut d'abord que les malades ſuivent un régime reſtaurant, ainſi
que délayant, comme les crêmes de riz,
d'orge & de gruau. Les purgatifs ſeront pris
de tems-en-tems, afin de purger leur atra-
bile, & ils s'abſtiendront d'une trop grande
application d'eſprit : la promenade leur
ſera favorable. Pour calmer la douleur
de leurs yeux, on ſe ſervira de l'eau diſtillée de fleur de ſureau (*) miſe en com-

---

(*) Je regarde l'eau diſtillée de fleur de ſureau ſur
toutes les autres, comme un remede univerſel pour
calmer les douleurs de l'œil ; je trouve à propos qu'on
l'employe preſque toujours ſeule. Il y a des Oculiſtes
qui mêlent à différens collyres, les ſpiritueux, afin
de calmer les douleurs de cet organe, mais je dirai
avec vérité, que c'eſt une pratique vicieuſe parce qu'elle
augmente le mal aux malades.

preffe, de tems-en-tems. C'eft ici le cas de faire remarquer qu'on ne doit jamais appliquer les emplâtres veſſicatoires à de femblables tempéramens ; car l'irritation qu'ils procurent les mettent dans un état déplorable par les douleurs , la fievre & autres accidents : mais les friċtions fur la tête faites avec la flanelle, deviennent efficaces.

Les perfonnes qui font affeċtées de dartres , fur-tout à la figure, ne doivent jamais fe les faire traiter palliativement, ni fe fervir de médicamens violens & répercuſſifs , fans avoir au préalable employé intérieurement les remedes néceſ-faires pour guérir cette maladie , parce qu'il arrive très-fouvent que l'humeur dar-treufe répercutée, fe jette immédiatement fur l'organe de la vue , & les prive de ce fens. Une Demoifelle de la paroiffe de *Pilmi*, dans le *Maine*, âgée de 22 ans, jouiffant de la meilleure fanté , vint me confulter au *Mans* fur un aveuglement le plus parfait, avec une grande dilatation de la prunelle , pour avoir imprudemment fait rentrer par les feules applications , une dartre qu'elle avoit dans le nez ; les purgatifs , les fondans , les bains , les veſſicatoires furent mis en uſage , mais inutilement : ce fait n'eſt pas le feul. On auroit pu rappeller la dartre par le fecours d'une pommade épifpaſtique ; mais la malade ne voulut point ; d'ailleurs la maladie étoit trop ancienne.

Ceux qui ont auſſi des loupes fur les paupieres , ou aux environs du globe de l'œil , ne doivent point fe les faire opérer , fans une préparation convenable , autrement il s'enfuit que l'humeur qui les procure fe porte quelquefois fur cet organe , en affoiblit la vue , & même la fait perdre entiérement

On ne fauroit encore prendre aſſez de précautions, principalement chez les vieillards qui ont un fang âcre & vifqueux , & qui font affeétés de petites excroiſſances ou verrues chancreufes qui environnent cet organe. J'en ai connu plufieurs qui ont perdu la vue & même la vie, à la fuite d'un cancer qui leur étoit survenu pour s'être fait opérer fans préparation, & qui avoient été traités par des emplâtres ou onguents cauftiques, qui renfermoient l'arfenic ou le fublimé corrofif. Un Chanoine de *Bayeux*, s'étant fait appliquer de femblables remedes fur une petite excroiffance qu'il avoit dans le grand angle de l'œil, fe le fit perdre, par les douleurs extrêmes & le gonflement de la figure & de la tête, qui firent beaucoup craindre pour fes jours.

Il faut encore confidérer le danger éminent que caufent les fufées ou pétards à cet organe, faute de précautions; c'eft ce qui arrive particuliérement à des jeunes gens imprudens, à qui, de femblables accidens, procurent quelquefois une cataraéte compliquée de goutte fereine, ou il en réfulte une grande foibleffo vue. Quand un fatal événement a affeélé cet organe, il faut y remédier fur le champ : 1°. il faut y appliquer une compreffe imbibée d'eau vulnéraire, ou d'eau diftillée de fleur de fureau, qu'on a foin d'arrofer de tems-en-tems ; 2°. lorfqu'il y a gonflement & douleur confidérable dans la partie, il faut employer des cataplafmes émolliens, faits avec la mie de pain, le lait, & les jaunes d'œufs, & faire fuivre conftamment le régime au malade, comme il fera prefcrit ci-après. Quand la fufée a occafionné par fa brûlure, une plaie à la paupiere, alors on doit la traiter de la maniere fuivante.

Un jeune homme de *Caen*, au paffage du Roi pour aller à Cherbourg, le 22 Juin 1786, reçut une fufée qui lui éclata fur la paupiere inférieure de l'œil gauche, & la lui fendit : toute cette partie s'enfla confidérablement, accompagnée d'une grande douleur ; je le panfai d'abord avec l'eau diftillée de fleur de fureau que je lui appliquai en compreffe fur l'œil qui avoit rougi, & la plaie de la paupiere avec le cérat de *Galien* ; il fut enfuite faigné deux fois, à l'occafion de la fievre, & mis à la diete pendant trois jours ; prit des lavemens & des bains de pieds : tous ces remedes employés avec ordre, le malade fut guéri dans l'efpace de huit jours, & la vue de cet œil refta bien peu endommagée.

Les Chaffeurs pour avoir la gloire de tuer une piece de gibier, tirent quelquefois imprudemment près de leurs camarades, de là fuit très-fouvent que des grains de plomb s'écartent & vont joindre direftement l'organe de la vue. Quand un grain ou deux ont percé l'œil antérieurement, c'eft-à-dire, la cornée tranfparente, ou près de fon union avec la fclérotique, alors l'iris & le cryftallin font bleffés, & la cataracte paroît peu de tems après avec une pupille irréguliere. Mais il faut obferver que fi les grains de plomb ont pénétré jufqu'au fond de l'œil, & qu'ils aient bleffé la rétine, il en réfulte toujours un aveuglement parfait, par les douleurs très-aiguës. Les malades dans ce cas n'appercevront point le jour, & leur cataracte fera pour lors nommée compliquée de goutte féreine. Lorfque les grains de

plomb percent latéralement la sclérotique,
il y a moins de danger de perdre la lumiere , pourvu qu'ils soient aussi - tôt
soignés méthodiquement ; les remedes &
le régime qu'on emploie , sont les mêmes
que ceux de l'article précédent.

Un *Baron* de *Grenoble* vint me consulter pour un œil affecté de la cataracte
qui lui étoit survenue par plusieurs grains
de plomb qu'il reçut étant à la chasse.
Je jugeai cette maladie incurable , en
ce que la prunelle étoit large , avoit perdu
tout-à-fait son mouvement, & qu'il n'appercevoit aucun rayon de lumiere. Les
grains de plomb avoient été portés directement au fond de l'œil, & avoient sans
doute paralysé la rétine.

Une autre personne de *Caen* vint aussi
me consulter sur la même maladie , mais
dès que celui-ci fut blessé , il appella
d'abord le Chirurgien le plus proche de
sa campagne , lequel, au-lieu de le panser
à l'occasion des souffrances qu'il enduroit ,
il s'occupa à le sonder & à farfouiller

dans l'œil par la plaie où le plomb avoit passé, afin de le découvrir, comme il auroit pu faire d'une balle entrée dans la cuisse. Son impéritie fut la cause que le malade souffrit beaucoup par de plus grands accidens qui lui survinrent, dont il perdit entiérement la vue de son œil par la goutte séreine parfaite.

Le mouvement dépravé de quelques vapeurs, ou quelques esprits, comme dans le vertige, fait que les malads s'imaginent voir les objets doubles & mouvans pendant qu'ils demeurent stables. Cette maladie attaque les femmes principalement dans les grandes vapeurs ou fureurs utérines; ellesapperçoivent encore des rayons lumineux ou des flammes de feu qui ne viennent que de la réfraction des esprits, lesquels étant émus vers la superficie de l'uvée, sont renvoyés sur la rétine, afin de produire cette sensation. Cette maladie cesse en calmant les vapeurs par les bains, les lavemens & un régime suivi ; quelquefois on est obligé de se servir de la teinture de *Karabé*, ou de celle de *Castor* ; la dose est depuis 6 gouttes jus-qu'à 12, dans l'eau de *Mélisse* ou d'*Ar-moise*.

Une femme vaporeuse de *Blois*, étoit affligée du *Strasbisme* aux deux yeux, depuis quelque-tems, qui lui faisoit voir les objets très-foiblement, & même d'un œil les voyoit double. Elle étoit d'un gros tempéramment & un peu cacochis-me. Je lui ordonnai cinq prises de pil-lules de *Belloste*, à prendre un gros chaque fois, de deux jours l'un. La pre-miere prise la fit évacuer cinq fois, & le *Strasbisme* commença à disparoître ; à la seconde, la duplicité des objets, ainsi que la foiblesse de vue disparurent. Elle continua de prendre les trois autres pour assurer la cure. Il faut observer que la malade suivit un régime constant ; & pendant le traitement, elle prit la tisanne suivante : prenez de la poudre de Cloporte & de celle de vipere, de chacune un gros ; le cresson, la chicorée & la bourrache, de chacun une pincée, un gros de l'*arcanum duplicatum*, le tout mis dans un pot contenant une bonne pinte d'eau de riviere, réduite à un tiers par l'ébulition ; la malade en prit conſtamment ſix verres par jour pendant douze jours, & fut radicalement guérie.

Les couleurs diverſes & contre nature qu'on apperçoit dans le cryſtallin, participent encore à la foibleſſe de la vue, en ce que plus l'homme avance en âge, plus ce corps lenticulaire perd de ſa diaphanéité naturelle. En effet, qu'on examine attentivement les perſonnes âgées de 45, 50, 60 ans ; on verra que le cryſtallin chez les uns eſt de couleur ambrée, ou de verd de mer, & chez les autres d'un bleu de ciel mêlé de jaune ou plombé. Tous ces ſignes caractériſtiques annoncent la débilité de la vue par la viſcoſité de la lymphe, & ils voyent quelquefois les objets doubles. Les malades dans cet état doivent faire uſage des purgatifs répétés, des bains, & des tisannes rafraîchissantes & apéritives, pendant un mois; le régime sera tantôt en gras, tantôt en maigre. On verra par ce moyen le crystallin réprendre peu-à-peu son état d'intégrité, & la vue devenir comme auparavant ; il est bon que les malades réitérent de tems-en-tems les mêmes remedes.

Ceux qui semblent appercevoir de petits corps semblables à de petites mouches, ou à des fils , ou à des crêpes qui paroissent voler en l'air devant cet organe, sont toujours un commencement de suffusion. Cette maladie est quelquefois équivoque aux vrais signes de la cataracte. Si la cause est dans le crystallin seul , alors c'est un vrai signe de la cataracte. Si au contraire cette suffusion a son siége dans le nerf optique , ou dans la rétine, il en résulte avec le tems , une grande foiblesse de vue ; & même par fois on voit arriver, à la suite de cette incommodité, la goutte séreine parfaite ou imparfaite, par la destitution des esprits animaux dans

cette partie. Cependant, si c'est une opacité d'une partie du cryftallin, de quelque cellule de l'humeur vitrée, ou d'une
portion de la cryftalloïde antérieur ou
poftérieure; alors c'est une incommodité
qui rend la vue foible fans remede ,
à moins que les cryftalloïdes ne deviennent entiérement opaques, à cet effet
on peut procéder à leur extraction. J'ai
remarqué encore plufieurs petites taches
blanches difperfées dans le cryftallin, &
qui parvenoient à la longue à former une
cataracte confirmée, dont j'ai fait plufieurs fois l'extraction avec fuccès. Il faut
remarquer que le principe de ces taches
paroiffent être dans la cryftalloïde poftérieure, & cependant n'ont leur fiege que
dans le cryftallin feul, comme je l'ai
obfervé après l'extraction

La fuffufion prend encore fon principe
dans le cryftallin, la rétine & le neff
optique enfemble; alors l'organe de la
vue fe refout infenfiblement en cataracte compliquée de l'*Amaurofis*, que les

Anciens nommoient *Glaucôme*. Cette maladie affreuse s'annonce toujours par une fumée ou brouillard devant cet organe, accompagnée d'une douleur lancinante, dans toute la partie affectée, avec une espece de tiraillement presque continuel; si cette douleur donne un peu de temps de relâche au malade, elle se manifeste de nouveau : le crystallin paroît dans le commencement de la maladie de couleur jaune ou verdoyante, plus rarement blanche. La prunelle devient insensiblement large, irréguliere, & perd enfin tout-à-fait son mouvement. Quelquefois cette cataracte se montre blanche avec un rétrécissement de la pupille, alors l'œil est plus petit & flasque, & la prunelle n'a aucune espece de dilatation ni contraction. J'ai extrait une fois par curiosité ce crystallin à une pauvre femme, il étoit très-dur, & de la couleur d'un verd resplendissant qui ressembloit parfaitement à l'émeraude.

J'ai remarqué dans ma pratique que les remedes que j'ai employé dans le com-

mencement de cette maladie , ont été
d'un foible fecours ; de plus , quand un
malade a une fois perdu un œil , il y a
tout à craindre pour l'autre. Néanmoins
on peut dans fon principe adoucir le mal,
& en arrêter en partie les progrès : les
médicamens que j'emploie pour l'ordinaire font les bouillons rafraîchiffans , ou
l'eau de veau avec quelques plantes relâ-
chantes & rafraîchiffantes. Sur-tout, je
mets en ufage les lavemens purgatifs ,
car les malades font prefque toujours
conftipés , les bains domeftiques , & par
fois les veffcatoires aux épaules. Leur
nourriture doit être en gras , mêlée de végétaux : le laitages & les gruaus leur font
bons. J'ai quelquefois tenté la faignée
de l'artere temporale, afin de dégager
cette partie de la tête affligée : elle a foulagé, il eft vrai, plufieurs malades, mais
la douleur revenoit peu de temps après ;
enfin cette malaldie ne ceffe abfolument
d'exercer ces perfides cruautés , qu'après
avoir procuré au malade la cécité la plus

parfaite

parfaite. Ceux qui en sont affectés sont ordinairement d'un fort tempérament , &
rarement ont été attaqués de quelques maladies graves. On peut croire que la cause
de cette maladie provient d'un vice
d'âcreté dans la masse du sang , en ce que
le globe de l'œil qui doit être nourri par le
suc le plus épuré du corps, au contrraire
se procure des obstructions dans les m'em-
branes visueles qui composent ce sens si
éminent , par la viscosité de la lymphe.
L'on apperçoit pour l'ordininaire que cette
fausse cataracte se trouve si compliquée ,
que, non-seulement elle fait perdre le mouvement de la prunelle , mais encore elle
rend une partie des vaisseaux de la conjonctive , variqueux.

SECTION SECONDE.

DES Alimens qui conviennent & de ceux qu'il faut profcrire.

POUR la qualité des alimens, on doit toujours les choifir d'un bon fuc, & faciles à digérer. Ceux qui abondent le moins en humidité furperflue, font toutes efpeces de volailles, ainfi que les pigeonneaux, les faifans, les cailles & les perdrix, lefquels on peut entrelarder, fi on veut les manger rôtis; l'agneau & le chevreuil, font encore de bons aliments.

Quand c'eft pour faire du bouillon, on prendra le mouton avec la volaille enfemble, ou le veau avec le bœuf, y joignant plufieurs plantes potageres. On doit s'abftenir de toutes viandes groffieres, vifqueufes, fallées & piquantes. Pour les ragoûts, on en mangera peu & jamais le foir. Il eft bon de s'accoutumer de manger beaucoup plus au dîner qu'au souper. Le pain doit être blanc, bien cuit & de pur froment, pêtri avec l'eau de fontaine ou de riviere par préférence : il ne faut jamais le manger chaud, ni passé deux jours.

Les Arabes ont remarqué que certaines chairs avoient la propriété de fortifier & d'éclaicir la vue, comme celles d'hirondelle, de pie, d'oye, de vipere, de loup, de bouc, & des oiseaux de proie. Ils se servent souvent de celle d'hirondelle & de pie, désséchée au four, pour soupoudrer leurs viandes. Ils assurent encore que les yeux des animaux qui approchent des nôtres, sont propres à fortifier la vue. Mais nous autres François, nous n'ajoutons pas foi à toutes ces chimeres : d'ailleurs ils nous défendent l'usage des chairs de porc, de cerf, & de lievre ; pour cette derniere, je conviens qu'elle est visqueuse, quant aux deux autres, à en manger peu, elles ne sont nullement contraires à la vue ni à la santé du corps.

En fait de maigre, si nous croyons *Avicenne*, les poissons sont ennemis des yeux ; mais cela doit s'entendre de ceux des étangs, ou des eaux bourbeuses qui ont la chair molle, visqueuse, & sentent la vase, ou de ceux qui ont été salés ; mais en mangeant modérément des poissons frais de mer, tel que le merlan, la solle, le turbot, la raie, &c. ainsi que les poissons de riviere pierreuse, comme la perche, l'alose, la truite, le brochet & le barbeau, ne sont pas nui-sibles à cet organe.

Il est bon de faire remarquer qu'une indigestion d'anguilles, peut être contraire à la vue, ainsi que des autres alimens, comme je vais le prouver par les deux observations suivantes.

Un Monsieur du *Mans*, pour avoir trop mangé d'anguilles, eût une indigestion, qui dérangea son estomac, au point que cet accident influa singuliérement sur l'organe immédiate de la vue, en ce qu'elle devint presbyte, & même lui faisoit voir

par fois la duplicité des objets. Un jour
étant à une demi - lieue de la capitale ,
il apperçut dans le même tems la ville
double , dont l'une dans les nues , &
l'autre en bas, il étoit de même des
autres objets. Il se servoit pour lire de
deux paires de lunettes convexes du
Numéro 12.

De plus, le sieur *Adet*, Ménuisier de
la paroisse de *Bret* , à trois lieues du
Mans , vint me consulter , & me dit
qu'à la suite d'une indigestion de différens alimens , il se trouva si incommodé
de la vue , qui lui faisoit voir d'un seul
objet un peu éloigné de lui une aussi
grande multiplicité , que s'il avoit fait
usage d'un multipliant, mais de près il l'appercevoit beaucoup moins multiplié. Enfin , par le moyen des lunettes convexes
du Numéro 10, dont il étoit obligé de
se servir pour travailler , il n'appercevoit
qu'un seul objet. Ces deux malades n'ont
voulu tenter aucune espece de remede ;
néanmoins, une Dame d'*Orléans* , à la

D iij

fuite d'une femblable maladie, en fut délivrée en trois femaines, par les bouillons rafraîchiffans, les purgatifs, & les
emplâtres vefficatoites appliqués derriere
les oreilles : c'étoit une humeur bilieufe
qui avoit dérangé cet organe ; car la
malade avoit le teint jaune, ainfi que les
deux autres ci-deffus.

Ainfi on peut dire qu'il y a une infinité
de maladies paffageres de l'eftomac, qui
ont une connexion fympatique avec cet
organe, lefquelles dérangent finguliérement la perception de ces fens. Quelquefois on voit que des perfonnes qui ont naturellement mauvais eftomac, ont auffi
une mauvaife vue.

Les œufs frais mollets font bons pour
la vifion, mais s'ils font fricaffés à l'huile,
ou au beurre, ils nuifent infiniment.
Les délayans, fucculans, tels que le
gruau d'avoine, ou celui de pomme de
terre, ou les crêmes d'orge & de riz au
lait font convenables. Il faut profcrire
la pâtifferie, & toute pâte non fermentée,

Les alimens trop épicés , & acides, ainsi que la moutarde , & toutes especes de fromage doivent être absolument défendus.

Le chocolat au lais prit le matin avec un peu de pain , est excellent pour l'estomac, pour la débilité de la vue , & pour les personnes en consomption : on doit en prendre une dose convenable , sans surcharger ce viscere.

Nos anciens prétendent que , pour éclaircir la vue , il faut se servir de la composition du sel qui suit , pour mettre à nos viandes. » Prenez du sel commun » ou thériacal un once, deux gros de » poudre d'euphraise , de canelle , & de » macis, de chacun un demi-gros : mêlez » le tout ensemble pour s'en servir dans » le besoin. » Ce sel ainsi composé ne peut être contraire à la vision. Certaines personnes pourroient en faire usage.

Les légumes sont quelquefois contraires à la vue, parce qu'ils sont trop pesans à l'estomac, engendrent des co-

liques, fi on en fait un trop long ufage.
Néanmoins, on peut en manger par fois,
mais peu. J'ai remarqué à cet effet, que
les payfans qui fe nourriffent prefque
toujours de légumes ou d'autres alimens
groffiers & indigeftes, étoient plus fujets
à diverfes maladies qui affeĉtent principalement cet organe. Auffi, fur plus de fix
cents malades que je vois dans l'année,
il y en a au moins les trois quarts de
pauvres, affligés : comme je fuis dévoué à
leur donner continuellement de puiffans
fecours, je m'applaudirai toujours de mon
application, lorfque je la verrai contri-
buer à leur guérifon, dignes objets de
mes travaux infatigables & défintéreffés.

Quant aux herbes potageres, elles font
très - recommandables pour purifier la
maffe du fang, & pour conferver la vue;
tels que le houblon, le fénouil, les laitues,
les chicorées, les cardes, le creffon, le cer-
feuil, les afperges, quant aux les racines,
ce font les cercifis, les carrotes & les na-
vets ; mais au contraire, il faut défendre

le nasitort , les oignons , les échalottes , les artichauds , les choux, les raves , & l'ail ; ainsi que les trufles & les cham‑pignons.

Les fruits cruds , qui ont beaucoup d'humidité , ne sont pas bons à cet or‑gane. Cependant on peut en manger à la fin du repas , mais peu , comme des ce‑rises, une poire , ou une pomme , un raisin , ou une pêche , &c. On peut aussi manger des confitures avec modération, mais les noix vertes & séches , les châ‑taignes & les olives doivent être absolu‑ment défendues , ainsi que les diverses especes de liqueurs. On doit se conten‑ter d'un peu de café après dîner, quand on n'est pas échauffé , & qu'on va facile‑ment à la garde-robe , autrement il faut se le proscrire.

Il est d'une grande conséquence de suivre de point en point tout ce régime prescrit ; par ce moyen on conserve avec plus de sûreté la santé du corps , & tous les organes des sens. Il n'y a que la saine

nourriture, prife conftamment & avec
tempérance, qui puiffe nous rendre moins
fujets à toutes infirmités. Car, fi l'homme
vraiment bien conftitué favoit vivre de
régime, fe modérer dans fes paffions , &
qu'il eut foin de tems en tems de purifier la maffe du fang , par le fecours
de quelques remedes, il ne feroit jamais
attaqué de maladie , & il vivroit au moins
un fiecle : qu'on prenne pour exemple
Louis Cornaro, noble Vénitien , qui dé-
montra la fageffe de ces regles, en pouffant
fa carriere au-delà de 100 ans , quand il
mourut à *Padoue,* en 1566.

SECTION TROISIEME.

DE la Boisson qui convient & de celle qu'il faut proscrire.

DE toutes les Boissons , le vin tient principalement le premier rang , . & surpasse en bonté toutes les autres ; & en effet , il est merveilleusement utile à l'homme. Il entretient la chaleur naturelle , éveille l'appétit, aide à la digestion & aux sécrétions , rend le sang pur, désopile les conduits des reins , du foie & de la rate ; subtilise les esprits , fortifie l'estomac, le cerveau, les organes des sens, rejouit le cœur , enfin donne une bonne couleur à la figure & nous rend spécialement gais , plus hardis, plus courageux au combat, entretient le corps en santé, pourvu qu'il soit pris modérément ; mais l'excès ôte l'usage de la raison , & cause une infinité de maladies graves. *Plutarque* rapporte, que l'on ne fut trouver

d'autre moyen pour arrêter & guérir
la pefte qui ravageoit l'armée de *Jules
Céfar*, en Afrique , qué de faire boire du
vin aux foldats , laquelle ceffa d'abord
comme par miracle. *Hippocrate* & *Gallien* accréditoient beaucoup cette boiffon,
& ils l'ordonnoient quelquefois à leurs
malades , mais modérément , & bien
trempée avec l'eau pure.

Il eft bon de faire obferver ici les différentes boiffons convenables à la fanté
& à la perception immédiate de la vue,
comme auffi celles qui lui font les plus
funeftes. Par exemple, on trouve par fois
des perfonnes , de tout âge , qui fe plaignent tout-à-la-fois d'une débilité de vue
& d'eftomac , qui les mettent hors d'état
de vaquer à leurs fonctions : dans ces
fortes de cas , j'ai obfervé que les vins
vieux & les meilleurs, font ceux que j'ai
toujours vu le plus conftamment réuffir,
pour réhabiliter ces deux parties ; tels
que les vins d'*Alicante*, les *Malaga*, les
vins mufcats de *Lunel*. On en fait prend

dre aux malades trois petits verres par jour, après le repas, & dans le courant du dîner, ou du souper, on peut néanmoins boire d'autres vins, moyennant qu'ils soient vieux & bons; mais il faut avoir soin de tremper un peu ces derniers; par ce moyen on met ordinairement fin à ces genres de maladies.

Il y a d'autres affeĉtions de la vue qui proviennent par échauffement; la cause la plus évidente, est que les personnes qui en sont affligées, se livrent souvent sans retenue à la mauvaise nourriture, ou à la mauvaise boisson, soit de vins nouveaux gâtés ou aigres, soit des liqueurs diverses qui coagulent la lymphe & brûlent la masse du sang; il convient de proscrire de pareilles boissons qui nuisent infiniment à la santé & à la vue. Au surplus, on doit s'abstenir de boire du vin après le repas; car la trop grande boisson est dommageable, en ce qu'elle hébéte tout le corps, le rend tremblant, en offensant les parties nerveufes ; engendre de mauvais fucs qui affectent particuliérement cet organe , & cauſent diverſes autres maladies dange-reuſes.

Pour jouir encore d'une bonne fanté, on doit fe garder de ne point boire de l'eau de puits renfermés , de marais, de lacs dormans , des neiges & fur-tout celle de pluie , parce que cette derniere eſt tirée en l'air par le foleil , non-feulement des rivieres , mais auſſi des marais , des lacs , de la mer & de quelqu'autres lieux in-fectés , joint aux mélanges des exhalai-fons putrides de différens corps morts , qui s'élevent de la terre ; auſſi une fois tombée elle eſt plutôt fufceptible de cor-ruption que les autres.

L'eau la plus falutaire & la plus pure eſt celle de fontaine , quand elle a paſſé fur-tout par différens canaux ; après , vient celle de riviere pierreufe qui n'eſt pas moins faine que la précédente , lorfqu'elle a dépofé le petit limon qu'elle porte au fond du vaiſſeau. Ces deux qualités d'eau doivent avoir la préférence fur les autres, en ce qu'elles font infiniment plus légeres, plus apéritives, & entraînent avec plus de facilité la bile & les fels par les urines, en rafraîchiffant d'avantage les parties internes. Auffi nous voyons que les buveurs d'eau ont principalement les yeux plus beaux, la vue plus claire, la peau plus belle, l'haleine plus douce, & les fens plus vifs, que les buveurs de vin fans eau. Ce n'eft pas étonnant, ces derniers ont toujours le fang vifqueux & brûlé, qui engendre diverfes fluxions, & en conféquence leur vue eft conti-nuellement trouble.

Boerhaave fait mention dans fon Traité des Maladies des Yeux, page 97, qu'un homme de *Leyde* devenoit aveugle toutes les fois qu'il s'enivroit, mais cet aveugle-ment difparoiffoit avec l'ivreffe. On pré-tend que depuis que l'on a porté de l'eau-de-vie & du vin dans le Canada, les *Iroquois*, les *Hurons*, les *Algonquins* & plufieurs autres peuples ne vivent pas fi long-tems qu'ils faifoient auparavant. En effet, ils font fujets, pendant le peu de temps qu'ils vi vent, à de furprenantes & confidérables maladies qui ne viennent fans doute que de ce qu'ils ne boivent prefque plus d'eau, car la boiffon du vin démefurée eft mal-heureufement meurtriere du genre hu-main. Si l'on pouvoit étouffer ce faux Dieu *Bacchus* que plufieurs idolâtres fenfuels adorent extrêmement tous les jours, les hommes feroient plus heureux, & acqué-reroient un plus grand nombre d'années qu'aujourd'hui.

Au refte, les perfonnes qui n'aiment point le vin, dans un certain âge, de-vroient boire le vin d'Euphraife, qui excelle pour la confervation de la vue; on a encore le cidre qui eft très-fain, lorfqu'il eft bien fait ; il fortifie l'eftomac & le cœur, humecte le corps, laiffe une faveur agréable & défaltere; mais l'excès produit l'ivreffe qui a des fuites plus fâ-cheufes que celles du vin.

Le poiré eft encore plus convenable

en

en ce qu'il fortifie davantage l'estomac, en le rafraîchissant ; aide à la digestion. Il est malheureux que cette boisson ne se conserve pas long-temps ; elle est capiteuse , si on en use avec excès.

On peut aussi boire par fois de la biere quand elle est bien claire & bien faite ; mais si elle est trop vieille , ou aigre , elle gonfle l'estomac , cause le mal de tête , qui trouble la vue , & l'excès produit l'ardeur d'urine.

Quant aux vieillards , ils doivent boire du vin pur , particuliérement l'hiver ; c'est un reconfort qui sert à les réchauffer : dans les autres saisons , ils le tremperont un peu.

Pour les qualités des vins qui conviennent le mieux au corps & à la conservation de la vue , ce sont ceux de *Bordeaux* , de *Bourgogne* , de *Coussi* , du *Rhône* , de *Neuchâtel*; de *Baugenci* & d'*Orleans* , des cantons de *Saint Denis* , de *Sandillon* & de *Saint Mesmin* ; en ce qu'ils sont vraiment meilleurs pour

E

l'eftomac , plus délicats que bien d'autres , & paffent en même temps par les
urines avec beaucoup plus de facilité.

Les vins blancs ne font pas fi propices,
parce qu'ils font pour l'ordinaire trop fu-
meux , portent à la tête , deffechent le
corps , affectent l'organe de la vue ,
comme ceux de *Champagne* , d'*Arbois* ,
d'*Anjou* , &c.

Le Patriarche *Noé* , qui planta la vigne,
fut trompé le premier , faute de connoître fa vertu , & caufa la perdition d'un
de fes enfans , dont la punition s'étendit
fur toute fa poftérité , procure encore
aujourd'hui de grands malheurs fur les
hommes qui , par cet infâme vice , fe
rendent odieux à la Divinité , & à fes
femblables. Auffi il s'enfuit de-là que
l'allumette de *Bacchus* donne lieu au plus
grand bachanal , foit entr'eux dans le cabaret, foit dans leurs maifons. J'ai remarqué
à *Orléans* que les jours prohibés de travail,
dans la claffe commune , il y avoit une
quantité prodigieufe de perfonnes ivres,

dont les uns tombent à droite ou à gauche, & se perdent dans les rues; les autres s'endorment aux coins des maisons, sur les trotoirs du pont, ou dans les fossés dans le plus grand froid, comme dans le plus grand chaud, & par conséquent sont exposés à mille accidens divers, dont les plus prompts tombent sur la vue.

On voit sur la route d'*Orléans* à *Paris* des Rouliers sans nombre : ces sortes de gens, non contens de s'arrêter à tous les bouchons qu'ils voyent, il leur arrive encore d'arrêter sur le chemin leurs voitures, & de boire le vin qui leur est confié, d'où proviennent les plus grands accidens, comme une roue ou un cheval qui leur passe sur le corps; de sorte qu'il y a durant l'année 100 ou 150 personnes de tuées ou d'estropiées, dont l'Hôtel-Dieu de cette Capitale donneroit la liste d'une grande partie; entre autres, il y a un cabaret sur la route, où on a mis une Enseigne en Latin, qui s'exprime ainsi : *hora est bibendi* ; de sorte que les Rouliers qui l'apperçoivent entendent tous ce Latin. Il faudroit néceſſairement que Sa Majeſté infligeât une peine à ces hommes qui boivent cette liqueur démeſurément, Elle mettroit, par cet exemple, la tranquillité & le bonheur dans les familles. (*)

La boiſſon de l'eau n'eſt pas ſuivie d'une infinité de maladies & de déſaſtres, comme celle du vin ; en effet, elle ne trouble point le cerveau ni la vue, n'engendre point de paralyſie, des tremblemens de membres ou de tête, de léthargie, d'apoplexie, d'ophtalmie, la goutte, la pierre, l'hydropyſie, de fluxions de poitrine, &c. Les Rois d'*Egypte* & d'*Iſraël* ne buvoient ordinairement que de l'eau, ainſi que leurs Prêtres. *Ariſtote*

(*) Les *Locriens* avoient une Loi qui condamnoit à mort ceux qui buvoient du vin ; & *Licurgue* eſtimoit qu'on pouvoit arracher les vignes avec meilleure raiſon qu'on ne les avoit plantées, ce qu'ont fait pluſieurs Princes, afin d'empêcher les fréquentes révoltes de leurs peuples.

ordonne que les nourrices & les enfans ne boivent que de l'eau. *Philadelphe*, second Roi d'*Egypte*, ayant donné sa fille *Bérénice* en mariage à *Antiochus*, Roi de *Babylone* & de *Syrie*, lui faisoit tenir, à grands frais, de l'eau du Nil, ne voulant pas qu'elle se servît d'autres breuvages. *Julien Paulmier*, célebre Médecin de Paris, ne trouva point de meilleur remede, pour arrêter une fluxion de poitrine, que de quitter le vin ; autant en fit *Rondelet*, fameux Médecin de Montpellier, à qui, quoique bien trempé, il faisoit tourner la tête, & lui procuroit des fluxions catarrheuses.

Mahomet qui connoissoit la vertu du vin le défendit aux Turcs, en leur faisant croire que cette liqueur étoit démoniaque : un *Espagnol* fouetta le poinçon qui avoit fait mourir son pere ; un *Anglois* cassa la bouteille qui l'avoit enivré, & un *Allemand* écrasa sa gourde sous ses pieds & jetta sa femme par l'escalier : mais toutes ces vengeances sont bien

E iij

étrangeres à la faine raifon, en ce que tous les maux que le vin procure, doivent être rapportés à ceux qui en boivent par excès, & non à ce qu'il contient : auffi, pour refréner en partie cette cruelle paffion chez les artifans, les *Evêques* ont fupprimé une partie des Fêtes de l'année : mais je trouve qu'il y en a encore la moitié de trop pour eux, en ce qu'ils les célebrent dans le cabaret depuis le matin jufqu'au foir.

Enfin, foit jeunes, foit vieux, tous doivent tremper le vin, plus ou moins, fuivant l'exercice de leurs travaux, & le degré de leurs forces. Ce confeil doit être en quelque forte converti en principe, qui, faute de ce foin, au-lieu de jouir du plaifir inappréciable de fe bien porter, feront au contraire fujets à des maladies dangereufes, de même que d'avoir une vue continuellement trouble ou foible, & fucceffivement il peut furvenir d'autres infirmités plus grandes, capables d'accélérer la fin de leurs jours.

SECTION QUATRIEME.

DES couleurs qui affectent l'organe de la vue, & de celles qui la réjouissent.

LES diverses especes de couleurs ne sont pas toutes propres à la perception immédiate de la vue : en effet, les unes l'affectent, & les autres la réjouissent ; c'est ce que je vais démontrer.

Par exemple, le blanc, le noir & le rouge, offusquent singuliérement cet organe, par la trop vive impression que procurent ces couleurs à la rétine. Les couleurs moyennes qui réjaillissent aux yeux avec beaucoup moins d'éclat, sont le bleu, le jaune & le pourpre ; mais celles qui les réjouissent le plus, sont le verd, le violet & le bleu-de-ciel, parce qu'elles renferment beaucoup d'ombre qui est nécessaire pour la conservation de la vue. J'invite, sur-tout les vieillards, de porter des habits de ces couleurs, ainsi que de précieufes bagues , comme le Saphir & l'Eméraude , parce qu'il n'y a point de couleurs qui conviennent mieux que ces deux-là ; & les Dames qui s'appliquent beaucoup à des ouvrages fins & délicats, devroient aufli porter des vêtemens de ces couleurs , & fur-tout des tabliers verds , afin de conferver plus long-tems ce fens fi précieux.

Il feroit encore très-utile pour la confervation de la vue, que les tapifferies des appartemens , ainfi que les rideaux du lit & des croifées , fuffent tous de couleur verte ou bleu-de-ciel , en ce que ces deux couleurs réjouiffent beaucoup cet organe , & lui conviennent mieux que les autres.

La mode eft à préfent aux hommes de porter des chapeaux ronds ; c'eft fans doute pour éviter un trop grand éclat de lumiere à cet organe. Mais puifque la mode eft ainfi , il vaudroit mieux qu'ils les portaffent verds , ou que les noirs fuffent doublés d'un taffetas de cette couleur. Les Dames pourroient en faire de même au leur, en ce que la rétine abhorre trop le noir & le blanc : en voici un exemple.

Une fille de *Tours*, couturiere, m'a rapporté que toutes les fois qu'elle travailloit fur du blanc, ou fur du noir, la vue lui devenoit toute embrouillée, avec une efpece d'éblouiffement, & qu'elle étoit même obligée de quitter quelquefois fon ouvrage ; je lui confeillai déformais, pour conferver fa vue, de ne plus travailler à ces deux couleurs.

En effet, fi l'on fixe attentivement les couleurs vives, foit de feu ou autres, qui ont beaucoup d'éclat, on aura d'abord un éblouiffement dans la vue qui vous peint tous les objets de la même couleur que vous avez fixée ; c'eft ce qui eft arrivé à une jeune Dame de *Touloufe* qui, par un caprice, voulut conftamment fixer le foleil d'un œil ; d'abord il lui fembla appercevoir cet aftre tourner devant fon orbite. Cette incommodité lui

dura avec douleur pendant cinq jours
& cinq nuits ; je remédiai heureuſe-
ment à cet accident, par le moyen de
l'eau fraîche que je lui ordonnai d'appliquer en compreſſe, de deux heures en
deux heures ; elle en fut entiérement
délivrée en deux jours, & la vue de cet
œil reſta peu endommagée.

Saint Yves, page 287, rapporte une
Obſervation à peu-près ſemblable. Une
perſonne, dit-il, après avoir cueilli des
fraiſes au ſoleil, a vu, pendant plus de
deux mois, une fraiſe voltiger devant
ſes yeux, qui lui altéra la vùe. Il continue :
un homme, dans la rue royale à Paris,
perdit la vue, pour s'être trop approché
du feu, en voulant attacher un fil à une
poularde qui tournoit à la broche ; il a
vu auſſi un ouvrier de la Monnoie de
Paris, qui jettant le métal dans un creuſet
rougi, devint aveugle par l'éclat brillant
du feu.

Une Dame du *Mans* m'a fait part,
que dans ſon bas âge voulant ouvrir,

fur les onze heures de la nuit, un de ces petits livrets contenant des feuilles d'or pour dorer, tout-à-coup fut frappée de la réverbération de la lumiere de la chandelle qui avoit refléchi fur une de ces feuilles ; auffi-tôt elle éprouva une grande douleur de tête & dans les yeux, accompagnée de larmes fi chaudes & fi abondantes, qu'elle crut enfin devenir aveugle ; mais cet accident n'eut point de fuites fâcheufes.

Un Monfieur d'*Alençon* fut affecté d'une grande douleur de tête, & d'une ophtalmie à un œil, duquel paroiffoit fortir, comme des brandons de feu que lui caufa la réverbération du foleil, fur un mur nouvellement bâti. Cette inflammation difparut avec peine, & fa vue en a refté beaucoup endommagée. Tant il eft vrai qu'on ne fauroit prendre affez de précautions contre les accidens que procurent la trop vive lumiere.

On lit que les foldats de *Xenophon* ayant cheminé plufieurs jours dans les neiges , plufieurs devinrent aveugles. De plus , *Denis* , le tyran de Sicile , infligeoit une peine à fes prifonniers , laquelle étoit de les faire enfermer dans un cachot inacceffible à la lumiere ; enfuite , après un certain tems, il les faifoit fortir tout-à-coup dans un lieu bien clair , & leur ôtoit par-là l'ufage de la vue. Effectivement, la trop grande clarté eft contraire à cet organe ; nous en avons quantité d'exemples, dont le récit ennuiroit le lecteur ; mais dans un cas indifpenfable de faire un voyage , furtout dans un tems de neige , on doit faire ufage de conferves , ou de lunettes de verre verd , & de tenir les paupieres à demi - fermées , afin qu'il entre moins de rayons lumineux dans cet organe.

Boyle rapporte qu'un gentilhomme Anglois ayant été accufé d'un grand crime , fut mis dans un cachot très-obfcur & très-profond , où il n'y avoit aucune apparence de lumiere ; il y demeura un mois sans rien voir, au bout duquel il commença à appercevoir une foible lumiere, qui augmenta de jour en jour, au point qu'il vit distinctement tous les gros objets qui étoient dans ce lieu, & insensiblement il parvint à voir jusqu'aux rats qui venoient manger ses miettes; il s'informa s'il n'y avoit aucune fente par où les rayons du soleil pussent entrer; il ordonna au géolier d'en faire la recherche; mais ce dernier ne découvrit rien. Ayant été reconnu innocent, comme il montoit à l'échelle pour sortir de cet endroit, il eut presque autant de peine à soutenir les premiers rayons de lumiere, qu'un œil enflammé à supporter la vue du soleil en plein midi.

Ce fait n'est pas unique; mais il suffit pour démontrer que la vue privée de la lumiere ordinaire, peut s'accoutumer insensiblement à discerner les objets dans les ténebres les plus épaisses, comme font les oiseaux nocturnes & les chats. *Briggs* connoissoit un homme qui ne le cédoit point à la chouette (*) ; il lifoit des lettres dans l'obfcurité. Il y avoit encore une fille, à *Parme* , qui voyoit auffi clairement à minuit , toutes les fenêtres étant bien fermées , que s'il eût été midi.

C'eft donc la feule faute de notre

***

(*) Si la chouette, le chat voyent la nuit , ainfi que d'autres animaux, c'eft parce que leur prunelle eft fufceptible d'une extrême dilatation, par laquelle cet organe raffemble une plus grande quantité de faifceaux de cette foible lumiere , & cette grande quantité fupplée à fa force. Je crois que ces animaux ont la vue plus fine & plus délicate que la nôtre ; c'eft ce qui fait que le jour les offufque finguliérement : comme auffi il y a à croire que prefque tous les quadrupedes & plufieurs oifeaux voyent les objets plus volumineux que nous , en ce que leur cryftallin, qui eft beaucoup plus gros que le nôtre , fait qu'il groffit extraordinairement les lettres quand on le met fur un livre. Il en eft de même des autres objets. Les perfonnes affectées de la Miopie voyent les objets plus volumineux que nous , à caufe de leur cryftallin qui fe trouve plus gros, plus convexe qu'il ne doit l'être dans la vue parfaite ; ce qui fait qu'elles lifent au clair de la lune & dans des endroits qui ne font pas bien éclairés , fans le fecours de lunettes.

organe, dit M. *le Cat*, si nous ne voyons
pas en tout tems ; car nous sommes
sans cesse environnés de lumiere , &
d'une lumiere en mouvement , tantôt
plus, tantôt moins. Cette vérité est prou-
vée par une Histoire rapportée dans le
Journal des Savans de 1677, la voici
mot-à-mot. » Un homme s'étant blessé
» un œil avec une corde de luth qu'il
» avoit cassée en le voulant monter ;
» après s'être servi pendant quelques
» jours des remedes rafraîchissans qu'on
» lui donnoit pour préserver son œil de
» l'inflammation dont il étoit menacé , se
» trouva tout-à-coup y voir assez clair
» au milieu des ténebres pour discerner
» tous les objets , & lire toutes sortes de
» caracteres. Ce symptôme dura pendant
» plusieurs jours , ou , pour mieux dire ,
» pendant plusieurs nuits, pendant les-
» quelles il ne voyoit rien que de l'œil
» malade , avec lequel il ne pouvoit sup-
» porter cependant la lumiere de la
» chandelle , & beaucoup moins celle du

» foleil pendant le jour , fi bien qu'il
» étoit obligé de le tenir fermé.

   » Cet homme , dit M. *le Cat*, avoit
» fon œil de jour & fon œil de nuit ,
» & la raifon en eft claire. L'inflamma-
» tion de l'œil malade l'avoit rendu affez
» fenfible pour être affez ébranlé par les
» foibles images de la lumiere nocturne ,
» que l'œil fain l'étoit par les images du
» jour ; ainfi cette derniere efpece
» d'image devoit bleffer cet œil malade ,
» plutôt que de l'éclairer. «

Enfin tout ce qui a d'éclat lumineux , foit les éclairs , foit les éclipfes
du foleil & autres couleurs vives , eft
évidemment contraire à la perception
de la vue , en ce que la rétine eft alors
offenfée par la vive impreffion de la lumiere , & forme un contrafte qui détruit
l'équilibre , par un effort dans les petits
filets nerveux de cette tunique, qui eft la
production du nerf optique ; ce qui peut
par conféquent affoiblir la vue, & mêmela
faire perdre entiérement.

SECTION

SECTION CINQUIEME.

DES accidens fâcheux qui surviennent à la suite de la petite vérole naturelle, & des avantages de l'inoculation.

IL est clairement démontré aujourd'hui que la petite vérole naturelle, confluante est dangereuse, & fait souvent perdre la vue, la beauté & même la vie. Oui, cette maladie est plus terrible, que de procéder à l'artificielle, ou inoculation. Je n'entrerai point dans le long détail de tout ce qui a été dit jusqu'à présent sur cette matiere : il me paroît suffisant de rappeller ici sommairement les choses dont tous les médecins & les chirurgiens sont censés instruits ! J'adopte l'inoculation, & j'espere qu'un siecle peu semblable à ceux de nos peres, fera rentrer successivement dans ses droits la vraie Philosophie.

Actuellement il n'est plus nécessaire de

F

feuilleter les regiſtres publics pour y voir le nombre de ceux qui ſont morts, ſoit de la petite vérole naturelle, ſoit de l'artificielle. Cette derniere, pratiquée tant de fois avec ſuccès, doit conſéquemment avoir la préférence ſur l'autre ; & je ne déſeſpere pas de voir un jour la prédétermination en général à ſe faire tous inoculer, à l'exemple des *Anglois* qui courent quelquefois dans les Hôpitaux fondés à cet uſage, des villages entiers pour ſe faire inoculer, jeunes & vieux, & même des femmes enceintes, dont les enfans ſont auſſi ſuſceptibles de contracter le venin de la petite vérole dans le ſein de leur mere. En effet, on en a vu des marques après l'accouchement.

Enfin, j'eſpere que MM. les Inoculateurs verront mettre le comble à leur félicité.

C'eſt ici le cas de remarquer, ce que *Leuthner*, dans la Préface qu'il a ajouté à l'édition Allemande de *Dinſdale*, a démontré, que de 107,624 inoculés, il n'en étoit mort que 23, c'eſtà-dire, un seul sur 4,679. Or, la petite vérole naturelle faisant périr quelquefois 1 malade sur 4, ou au moins 2 sur 13, il s'enfuit que sur 107,624 malades, elle en auroit enlevé 16,556, au-lieu de 23 ; voilà par conséquent 16,533 personnes sauvées par l'inoculation.

Au reste, tous les tempéramens ne font pas les mêmes ; ceux qui périssent, après cette opération, font ordinairement d'une constitution foible ou vicieuse ; ainsi, pendant la vie, on doit jouir d'une bonne santé, & faute de celle-ci, la mort est préférable.

Les Inoculateurs prouvent que l'insertion de la petite vérole n'est point sujette à récidiver, comme on l'a prétendu : il est vrai qu'il y a deux ou trois sortes de ces maladies, qu'on appelle *volantes*, ou *petites véroles de poulet*, ou *rougeoles*. Les malades en font quelquefois affectés, foit avant la vraie petite vérole, foit après ; mais elles font pour l'ordinaire plus bénignes, à moins qu'elles ne foient compliquées de quelqu'autre maladie. (*)

Enfin le peuple François donne encore des regrets à la perte de la plus grande partie de la Maifon Royale, moiffonnée par la fatalité de la petite vérole naturelle. *Le Dauphin de Louis XIV* mourut de cette maladie à l'âge de 50 ans, le 14 Avril 1711 ; *la Dauphine*, mere de de *Louis XV* fut emportée à 26 ans, le 12 Février 1712 ; fon époux la fuivit 6 jours après. *Le Duc de Bretagne, frere aîné de Louis XV* mourut, âgé de 5 ans, le 8 Mars de la même année, & *Louis XV*, alors âgé de 2 ans, unique rejetton de la Famille Royale, fut auffi dans le plus grand danger.

(*) Cependant il y a des médecins qui ont prouvé que plufieurs perfonnes avoient eu une feconde fois la vraie petite vérole, foit après l'infertion, foit après la naturelle ; mais ce font des effets fi rares de la nature, qu'ils nous reftent, pour ainfi dire, inconnus. J'en ai inoculé moi-même un affez grand nombre, fans qu'aucun ait récidivé jufqu'à préfent.

Il n'eft pas de famille qui ne pleure la
la perte de quelques perfonnes cheres,
enlevées par ce fléau, ou de celles qui
ont perdu la vue, ni de médecins qui
ne frémiffent en penfant à la quantité de
victimes qu'ils voyent chaque jour fuc-
comber aux atteintes de cette cruelle
maladie.

Les Affiches du *Maine*, du 11 Sep-
tembre 1786, font mention que la nommée *Marchand*, âgée de 103 ans, de-
meurante à *Coué*, venoit d'avoir la petite vérole très-abondante, dont elle a
été parfaitement guérie. Cette maladie
a encore attaqué plufieurs perfonnes de
80 & 85 ans, qui fe font également ré-
tablies. Il paroît que c'eft une dette qu'il
faut acquitter auparavant de mourir ; mais
les enfans n'ont pas été auffi heureux :
un payfan qui en avoit neuf, les a tous
perdus en douze jours.

Les affiches de *Sens*, du 10 Aout
1786, rapportent qu'un enfant âgé de
quatre ans & demi, mourut le 30 Juin

de la même année, par l'effet d'une petite vérole naturelle, maligne. Il n'eſt pas ſurprenant que l'éloge qu'on en fait à un âge auſſi tendre, parut exagéré ; mais le génie ſublime, les diſpoſitions heureuſes & extraordinaires dont la nature avoit doué ce charmant individu, l'avoient rendu l'amuſement de cette ville. Jamais la mort d'un pere de famille n'avoit fait une ſenſation plus douloureuſe & plus univerſelle que la ſienne. Les citoyens de tous rangs, de tout ſexe y ont pris une part égale : leurs regrets ont été auſſi ſinceres & auſſi réels que leur admiration étoit vive & générale, à la mémoire duquel on a compoſé cette Elégie :

ELEGIE.

Tu n'es plus, chere Enfant, d'un ſi flatteur eſpoir ;
Non, tu n'es plus pour nous ; hélas ! peut-on prévoir
Qu'un dangereux poiſon, en ſon cruel ravage,
Sur tes jours précieux dut aſſouvir ta rage,
Que l'inflexible Mort dût venir en ces lieux,
De ſa tranchante faulx moiſſonner à nos yeux

Mille charmes naissans que l'on voyoit éclore
Du sein réjouissant de la plus belle Aurore ?
Talens prématurés, vos rapides progrès
Ont-ils si-tôt du Ciel excité les regrets ?
Et déja la nature, ô précoce génie,
De ta perfection s'est-elle répentie ?

Ta première douleur fait craindre pour tes jours ;
On invoque de l'art l'inutile secours ;
Chacun a sur tes maux les plus vives allarmes,
Bientôt de tous côtés on voit couler les larmes ;
De parens éplorés les sanglots douloureux
Prient, conjurent le Ciel de te rendre à leurs vœux :
Tes amis, tes voisins, que ton sort intéresse,
Par des gémissemens te prouvent leur tendresse ;
De mille citoyens, dont tu fis le plaisir,
On voit en un instant les ames s'attendrir.
La crainte, dans les cœurs rend, ta perte certaine,
On attend de ta fin la nouvelle prochaine,
Et déjà l'on sent naître, en ces cruels momens,
L'affligeant souvenir de tous tes agrémens.
Que l'on aimoit à voir, trop funeste présage,
De si loin la raison en toi dévancer l'âge !
De ta rare beauté, le tableau séduisant,
Etoit de tes attraits le moins intéressant :
Tes discours enfantins, comme autant de merveilles,
Sembloient troubler les yeux en charmant les oreilles ;
Avec juste mesure, un goût né pour la danse,

Si-tôt qu'on le vouloit, te mettoit en cadence ;
Et dès le premier vers d'un couplet amufant ,
Un gefte naturel annonçoit le fuivant ;
Quand d'un cercle étonné l'agréable furprife
Produifoit tout l'effet d'une exacte méprife.

Tes graces, ton efprit, & ta vivacité
Exciterent plus loin la curiofité ;
Chez les Seigneurs voifins, tes vives réparties
Ne furprenoient pas moins que tes vives faillies :
Des Grands & des Petits , tu fus te faire aimer
Autant que tu favois leur plaire & les charmer :
De tant d'admirateurs l'unanime fuffrage
Eft de ces vérités le plus sûr témoignage.

C'eft vous, fatals préfens , trop infignes faveurs ;
Qui mettez aujourd'hui l'amertume en nos cœurs ;
De rares qualités ce nombreux affemblage
Ne nous en promettoit qu'un ftérile avantage ,
Et de notre bonheur les Anges envieux
Reclamoient ce chef-d'œuvre, & l'appelloient aux Cieux.
Retourne dans ton centre , ô Compagne fidelle
De ces Efprits ailés dont tu fus le modele :
Puifque l'inftant heureux qui te donna le jour
A vu marquer ta place au célefte féjour ,
Va goûter les douceurs d'une éternelle gloire ;
C'eft le feul monument digne de ta mémoire.

Depuis plus de huit fiecles que la petite

vérole eſt connue en Europe, par les fureurs qu'elle ne ceſſe d'y exercer, on n'a
pu encore trouver aucun remede capable de diminuer l'horreur des ſymptômes
qui l'accompagnent ; que nous reſte-t-il
à nous & à nos deſcendans ? L'inoculation, qui eſt notre unique reſſource.

L'amour des beaux Arts dont feu
Mgr. *le Duc d'Orléans* fournit pluſieurs
exemples, entre autres, celui qui inté-
reſſe l'humanité. Ce Prince donna aux
François l'exemple du véritable amour
paternel, en faiſant inoculer ſon fils, actuellement Mgr. *le Duc d'Orléans*, pour
le ſauver des atteintes dangereuſes de
cette maladie terrible. C'eſt donc au *Duc
d'Orléans* que nous devons les progrès
d'un art qui délivre les hommes de ce
fléau le plus cruel, qui nous a raſſurés
ſur les jours & la vue de nos plus auguſtes
Maîtres. (*)

(*) Feu M. *Tronchin*, ſon premier Médecin,
exerça l'inoculation avec beaucoup de ſuccès ſous ſes
auſpices.

Les accidens qui arrivent à la vûe ne font pas moins frappans que de perdre la vie. Je n'ai pas encore vu ni entendu dire qu'aucun inoculé eût perdu les yeux à la fuite de cette opération; mais rien de fi commun, à la fuite de la petite vérole naturelle, que de voir quantité de perfonnes privées de cet organe. Dans ce cas, ces triftes victimes ne confervent leur vie que pour être à charge à leurs parens, obligés de facrifier pour elles une partie de leurs travaux : nouvelle raifon de préférer à la petite vérole naturelle, une méthode admirable, qui affure à l'humanité la confervation de la de la vue & de la vie.

Combien la terre entiere ne nous offre-t-elle pas de ces objets hideux & effrayans, à la fuite de la petite vérole naturelle, dont les uns ont les paupieres fanglantes ou renverfées, les yeux perdus par des ftaphilômes ou des taies qui terniffent l'éclat de cet organe ; d'autres ont des fiftules lacrymales, les levres monftrueuses & le nez à demi-rongé, ou les conduits de la respiration interceptés. Combien de jeunes personnes, d'une beauté accomplie auparavant, ont perdu par ce fléau terrible leur établissement & leur fortune, & des femmes mariées qui sont devenues par-là l'horreur de leurs époux.

Enfin, le Lecteur n'ignore pas que de tous les sens nécessaires à l'homme, la vue est le plus précieux & le plus digne des soins. Il est inutile d'entrer dans un long détail pour en faire concevoir les avantages ; il suffit de considérer le triste état de ceux qui en sont privés. Si j'avois fait une liste de tous les aveugles ou borgnes, que j'ai vu dans ma pratique à la suite de cette exécrable maladie, elle feroit sans fin ; je me contenterai seulement de rapporter les . observations suivantes qui sont les plus dignes de compassion.

En 1782, le sieur *Frénay*, Laboureur des environs de Limoges, amena trois de ſes enfans pour me les faire voir, en préſence de M. *Fougere*, Médecin. Tous trois étoient aveugles, ſans remede ; l'aîné, âgé de dix ans, avoit perdu la vue par des ſtaphilômes volumineux, qui le rendoit monſtrueux, & les deux autres par des taies conſidérables & la trophie en partie de cet organe : & le ſieur *Noël*, du même canton, me fit auſſi voir deux de ſes enfans qui étoient de même dans la cécité la plus complette.... Ah ! meurtriere des humains, ſi tu m'as laiſſé la vie, tu m'as ravi la beauté ; mais encore, non contente de me l'avoir ravie, tu as porté ton cruel acharnement juſqu'à me priver du plaiſir ineſtimable de voir

Inſtitution bienfaiſante de M. Havy, pour les aveugles. » Le Public eſt déja inſtruit de l'utilité de cette inſtitution, notre objet aujourd'hui eſt de lui en faire connoître les progrès, & de témoigner à M. *Havy*, qui nous en a donné le touchant ſpectacle, notre reconnoiſſance & notre admiration. Grace à fes foins ingénieux, & fur-tout affidus & conftans, des perfonnes privées de la vue, peuvent jouir des charmes de la lecture, former leur efprit, apprendre la géographie, le calcul, & toutes les fciences qui jufqu'ici leur avoient été interdites. Ainfi la folitude dans laquelle ils vivoient fera embellie, & leurs doigts favamment exercés leur apprendront tout ce que les clairvoyans apprenent par les yeux : ils ne feront privés que du fpectacle magique de la nature & du jeu toujours brillant & toujours varié des couleurs ; mais la plupart d'entr'eux auront peut-être d'autant moins de regrets à ces merveilles, qu'ils ne les ont jamais connus, comme nous ignorons beaucoup de délicateffes qui font apperçues par leurs doigs, par l'organe du tact & par celui de l'ouie.

M. *Havy* a enfeigné à fes Eléves à connoître les caracteres écrits en relief; en forte que quelques-uns d'eux commencent à lire affez couramment dans des livres imprimés de cette maniere exprès pour eux; & qu'il y a tout lieu de croire qu'ils parviendront à lire avec toute la célérité néceffaire, pour faire de la lecture , une occupation fuivie.

Leur Inftituteur a fait dans le même but des cartes de Géographie, où toutes les bornes & les frontieres font auffi marquées en relief. Un Eléve qui paroît plus avancé que les autres , reconnoît parfaitement les cartes au toucher , il indique du doigt les pays & les villes : fi on lui préfente une carte à rebours, il la remet à fens droit : fi on fubftitue une carte à une autre , il s'apperçoit de la fupercherie ; & ce qui prouve la fagacité de fon organe & les connoiffances qu'il a acquifes, c'eft qu'il fuffit d'imprimer fur un papier telle Province de telle Pays , pour qu'il la reconnoiffe, & la nomme.

Ce même Eléve exécute auffi des calculs & des additions de fraćtions fur une table creufe. On lui indique les fraćtions demandées , il les prend dans

les caſſes , les range ſur ſa planche , &
finit par en faire l'addition avec juſteſſe.
On conçoit que M. *Havy* pourra enſeigner l'algébre & les mathématiques.

M. *Havy* a dreſſé une imprimerie où
ſes Eléves compoſent , impriment, ſans
être aidés : un d'eux ; qui eſt le Poëte
de la Société , compoſe des vers à la
louange des perſonnes diſtinguées qui
vont voir cette inſtitution , & ces artiſtes
d'un genre nouveau en ſont la galanterie.

Ce qui n'eſt pas ſurprenant , parce que
les ſens que nous avons s'augmentent de
tout ce que nous perdons en ceux que
nous n'avons pas , & encore parce que
les aveugles n'ont point de diſtraction,
c'eſt que ceux-ci ſont muſiçiens. Ils exé-
cutent un concert compoſé d'inſtrumens
& de voix : un enfant bat la meſure;
le plus habile touche du claveſſin , & ce
concert a cela de remarquable, qu'il n'y
eſt beſoin ni de papier de muſique , ni
de pupitre , ni de flambeaux. Ils ſavent
les airs par cœur : mais M. *Havy* leur

prépare des livres de muſique pour leur enſeigner cette ſcience par principes. Ce qui nous attendrit véritablement dans ce ſpeƈtacle touchant, ce fut lorſque ces jeunes perſonnes, plongées dans les ténebres, éleverent leurs voix pour entonner un cantique d'aƈtions de graces envers l'Être Suprême & envers leurs Bienfaiteurs. La muſique raviſſante de M· *Goſſec*, le ſentiment qui regne dans les paroles, l'innocence de ces enfans, privés du ſpeƈtacle du monde, & condamnés à l'ignorer, la douceur de leur voix, cette pureté de ſentiment & d'inflexion, qui ſembloit animer leur organe, les réflexions que ce ſpeƈtacle faiſoit naître, tout ſe réuniſſoit pour produire un charme qui ne peut être défini, & qui nous arracha des larmes.

Déja les Amateurs ſenſibles & éclairés de la Capitale, ont applaudi aux ſuccès de M. *Havy*, à ſes généreux ſacrifices, à ſa patience qui eſt au - deſſus des éloges. Le Gouvernement a jetté un

coup-

coup-d'œil de protection fur cet établiffement : les progrès qu'il fait tous les jours
lui attireront fans doute des encoura-
gemens propres à l'étendre à un plus
grand nombre de Sujets. D'ailleurs, le
but principal de cet établiffement, eft
de fournir aux pauvres aveugles des ref-
fources contre l'indigeance, en leur met-
tant entre les mains quelqu'occupation
analogue à leur goût, & à leurs difpofi-
tions, & dont ils puiffent tirer leur fub-
fiftance. Il offre en outre aux aveugles
fortunés un amufement & une confola-
tion en payant au feul bénéfice des autres
enfans. Leurs Exercices font publics, en
leur Maifon d'Inftitution, rue Notre-
Dame des Victoires, N°. 18, les Mer-
credis & Samedis, à midi précis. »

*HYMNE adreffée au Ciel par les Enfans
aveugles, Paroles de M. l'Abbé
Aubert, Mufique de M. Goffec.*

O Ciel ! pour combler tes bienfaits,
Ouvre un inftant notre paupière ;

G

Et nous n'aurons plus de regrets
D'être privés de la lumiere.

Que notre œil contemple les traits
De ceux dont la main nous foulage ;
Et referme-le pour jamais ,
Nos cœurs en garderont l'image. (*)

(*) Cette Hymne a été chantée au Concert par l'Académie Royale de Mufique , le 17 Février 1786 , au profit des Aveugles : actuellement elle eft exécutée par eux-mêmes à la fin de leurs Exercices.

SECTION SIXIEME.

D v choix de l'air & de celui qui eft nuifible.

Pour connoître la bonté de l'air, on doit confidérer fes qualités : favoir, deux actives, lechaud & le froid : deux paffives, l'humide & le fec. Ainfi, pour vivre en fanté, & pour conferver la perception de la vue, il faut choifir un air tempéré, c'eft-à-dire, qu'il ne foit ni trop chaud, ni trop froid, ni trop humide, ni trop fec : par exemple, l'air exceffivement chaud & fec, éblouit la vue, enflamme les efprits, brûle la maffe du fang, affoiblit les corps en fufcitant une chaleur contre nature, qui procure une trop grande déperdition de fubftance : auffi nous voyons que les Méridionaux font d'une taille médiocre, & d'une complexion chaude, ce qui les rend maigres, bafanés & les yeux noirs ; mais ils excellent en efprit. (*Hippocrate* a très-bien obfervé que la trop grande chaleur eft contraire à la fanté & à la vue ; car il dit dans la troifième Section de fes *Aphorifmes*, que le vent auftral rend la vue trouble, l'ouïe dure, la tête pefante & tout le corps lâche & pareffeux.)

L'air trop froid, au contraire, pique les yeux, offenfe la vue, rend le corps tremblant, engourdit les membres, arrête la tranfpiration, occafionne diverfes fluxions, engendre des obftructions, principalement à l'organe immédiate de la vue, & nous prive quelquefois du plaifir inappréciable de ce fens. Les Septentrionaux, à caufe de leur région froide, font d'une grande ftature, frais, bien portans, mais lourds & groffiers; ils s'occupent la plupart à la recherche des métaux & à forger. Leur peau eft blanche, les cheveux blonds, & les yeux gris ou bleus : ils font auffi plus fujets que nous, à caufe des intranfpirations, à l'Ambliopie, à la Goutte féreine à la Cata-

racte, &c. Ainsi les vents méridionaux &
les septentrionaux sont ennemis des yeux.

L'air trop humide appésantit les esprits,
les rend grossiers, trouble la vue, en pro-
curant beaucoup d'humeur dans le corps;
on doit l'éviter autant qu'on le peut en
logeant en haut de la maison, ou changer
de lieu. Si toutefois on étoit forcé de
demeurer dans de pareils appartemens,
comme chez les pauvres, alors il convient
de faire continuellement du feu, & particuliérement dans un poële.

L'air épais & fétide corrompt nos esprits & nos humeurs, engendre diverses
maladies qui font pour l'ordinaire très-
dangereuses. Ainsi on doit toujours fuir
le mauvais air, ou enlever ce qui oc-
casionne sa corruption. En attendant on
doit se servir des différentes plantes aromatiques, comme le thym, le romarin la
sauge, la lavande, &c... qu'on fait brûler,
& on arrosera les appartemens avec le
vinaigre, l'eau-de-vie de lavande ensemble,
partie égale.

G iij

De la conftitution de l'air dépend la bonne ou mauvaife difpofition du corps ; par conféquent on doit le choifir tempéré, pur & conftant ; un tel air donne du reffort en tout, nous rend plus robuftes, plus agiles, & vivifie les organes des iens ; purifie la maffe du fang, accroît l'appétit, la digeftion fe fait mieux, embellit la face ; enfin, toutes les fonctions vitales & animales en font plus parfaites.

Actuellement voyons la quantité d'air qu'il faut prendre pour la confervation de la fanté & de la vue : par exemple, les perfonnes qui s'exercent beaucoup ont befoin d'un plus grand air que ceux qui reftent oififs ou travaillent peu. Ceux qui s'appliquent beaucoup l'efprit à l'étude des lettres, dans la folitude d'un cabinet, doivent néanmoins prendre le grand air de tems - en - tems, afin de récréer leur corps, & fortifier leur cerveau affoibli en réparant les efprits perdus. A cet effet, perfonne n'ignore que l'air de la campagne ne soit infiniment préférable à celui de la ville.

Les personnes qui sont nouvellement relevées de maladie, comme aussi celles à qui on a fait l'opération de la cataracte, se plaignant d'une foiblesse de vue, ne doivent point s'exposer à prendre trop tôt le grand air ; mais on doit souvent le renouveller dans l'appartement qu'elles occupent. Insensiblement, elles pourront aller de leur chambre à une autre plus grande, puis de-là dans les rues, ou dans quelque place spacieuse ; ensuite elles prendront l'air à la campagne, en choisissant un beau tems, & avoir soin sur-tout de mettre sur le front un garde-vue de taffetas verd, de peur d'être ébloui par la grande lumiere.

Quand il fait trop chaud, il faut rester dans la maison depuis neuf heures du matin jusqu'à six heures du soir ; on doit même, si l'on peut, loger en bas, faire arroser quelquefois l'appartement avec de l'eau & le vinaigre, partie égale ; on

peut y joindre auffi une peu d'eau-de-vie
de lavande.

Dans les grands froids, il faut fe tenir
clos & bien couvert, faire du feu clair
fans fumée dans la chambre où l'on cou-
che, & éviter de le fixer, car il gâte la vue
ou l'offufque finguliérement : dans ce cas
on doit fe fervir d'un écran. Le malade paffera joyeufement le tems avec fes
amis, ou à quelque jeu amufant : le tout
fans une trop grande application. Enfin
telle eft la marche caractériftique qu'il
faut fuivre dans l'élection de l'air.

SECTION SEPTIEME.

D E la continence des yeux , ou vertu qui nous fait abstenir des plaisirs dé-fendus , & des passions de l'ame.

L E s yeux sont le miroir de l'ame, qui nous répresente les vertus & les vices; ils sont encore les indices & les témoins de l'amour , de la haine, de la fureur, de la tristesse, de la joie , de la pitié , de la vengeance, & enfin de toutes les passions de l'ame & indisposi-tions du corps ou maladies. Ainsi la vue sert , non-seulement à la recherche des choses utiles , mais aussi pour découvrir tout ce qui peut lui faire plaisir.

Les passions parmi les hommes dans les siecles passés , étoient moins fou-gueuses & plus retenues qu'elles ne le sont à présent; en effet, ils avoient plus de tempérance & plus de religion que nous. Car, on remarque aujourd'hui chez

les deux fexes, une dépravation extraordinaire dans les mœurs : de plus, l'incontinence de cet organe fait que les paffions de l'ame fe gravent plus fortement
dans le cœur, & caufent, par ce déréglement, une infinité de maladies, qui
font la plupart dangereufes.

Oui, la continence des yeux chez les
Anciens étoit plus obfervée ; auffi ils vivoient plus tranquillement & plus long-
tems que nous, en ce qu'ils n'étoient
point tourmentés par les voluptés de la
concupifcence & l'ambition, qui font
aujourd'hui les deux vices les plus pernicieux qui obfédent le genre humain.
Enfin, cette vie eft un combat continuel
qui fe fait contre nos imperfections,
lefquelles terraffées d'un côté, fe relevent
de l'autre, fi Dieu juge felon la chair,
il doit avoir pitié de notre mifere, &
de cette lutte continuelle qui révolte
fans ceffe la partie fenfitive contre la
raifonnable.

Ainfi la continence de cet organe

est une vertu qui nous prive en grande partie de voluptés & licences : en voici plusieurs exemples.

Alexandre le Grand ne voulut point voir l'épouse de *Darius*, Roi de Perse, qu'il tenoit prisonniere avec son mari, ni aucune des ses filles qui étoient à sa suite, disant que les Dames Persannes faisoient mal aux yeux : (notable exemple de la modération d'un Prince payen qui, craignoit que l'incontinence ne lui déroba l'honneur de sa victoire, en lui faisant commettre quelqu'action moins honnête.)

Un jour on parloit à *S. François de Salles*, Evêque de Genéve, d'une Dame de son pays, & sa parente ; comme on disoit qu'elle étoit la plus belle de la contrée, il se retourna, en disant à un de ses amis : » Je l'ai ouï-dire à plusieurs, » & même je lui ai parlé bien souvent, » mais je vous assure que je ne l'ai pas en- » core regardée. Quand on me parle » de ce sexe, il me semble que ces

» mots, *beau*, *belle* & *beauté*, ne font
» pas féans à la bouche, parce qu'on
» accufe, en quelque façon le jugement
» de fes yeux, & qu'il eft à propos d'en
» parler en des termes plus modeftes &
» moins exaltés. » Jugez par - là de
la pureté, des paroles, des regards &
des penfées de cet homme vraiment faint.

Saint Ambroife, donnant des avis à
une fille vierge pour la confervation de
fon intégrité, lui recommande de mé-
nager foigneufement fes regards fur les
hommes, de peur que les mauvais defirs
n'entraffent par les yeux dans fon cœur.

C'eft bien le contraire à préfent, car
les deux fexes femblent n'avoir des yeux
que pour fe fixer ; auffi ce regard ar-
rêté, qui eft très-immodefte, ne fait
qu'augmenter les vices de leurs paffions.

Saint Jérôme écrivant à une fille dé-
vote, & lui interprétant ce beau paffage de l'Ecriture : » La Vierge d'Ifraël
» eft tombée, il n'y a perfonne qui la
» puiffe relever : « dit dans une autre

langue ces mêmes paroles : » Je vous
» dirai hardiment, ma chere Fille, que,
» bien que Dieu soit tout puissant, il ne
» peut pas toutefois rendre la virginité
» à une fille qui l'aura une fois perdue,
» il peut bien lui pardonner son crime,
» mais il n'est pas en son pouvoir de
» lui rendre la fleur de sa virginité qu'elle
» s'est laissée ravir. «

La vertu & la sagesse ont une grand mérite devant Dieu & devant les hommes :
en voici un exemple.

L'intrépide guerriere, *Jeanne d'Arc*,
cette héroïne & libératrice, qui fit le
bonheur de la France, & la gloire d'Orléans, étoit du nombre de ces filles ver-
tueuses & sages ; si elle eût prostitué
son honneur, ou qu'elle eût été mariée,
comme les ennemis de sa vertu & de
sa bravoure le publient encore aujour-
d'hui ; » jamais *Guillaume de Cauda* &
» *Guillaume Desjardins*, Docteurs en
» Médecine, n'auroient déclaré, lorsqu'ils
» la visiterent dans la prison de Rouen,
» en 1430, par l'ordre du Cardinal d'An-

» gleterre, & du Comte de *Warwikc* ;
» qu'elle s'étoit si bien conservée qu'à
» peine auroit - elle été capable de la
» compagnie d'un homme. » Déja on
l'avoit reconnue telle, puisque *Charles*
VII, avoit ordonné, sur la fin du mois
de Février 1429, qu'elle fût visitée par
de matrônes, lesquelles reconnurent entiérement sa virginité ; la Reine fut même
présente à cette recherche. D'ailleurs il
n'est pas étonnant qu'on ait voulu impu-
ter des choses évidemment fausses à cette
victorieuse fille ; le fanatisme, la médi-
sance & la jalousie de ce tems - là en
étoient les principales causes. Après tout,
convenons ici que l'ignorance des hommes
de tous les tems a été plutôt portée à
croire le mal que le bien, & que s'ils
eussent été vraiment sinceres dans leurs
rapports, ceux qui ont écrit nous auroient
transmis les faits d'une maniere plus
exacte, & envers toute chose.

On m'a parlé bien souvent des her-
maphrodites, mais jusqu'à présent il ne
m'en est pas encore parvenu aucun qui

ait vécu dans une continence semblable à celui dont je donne l'exemple.

Etant à *Neuf-Brisac*, en 1785, M. *Girard*, Chirurgien major du Régiment de *Boufflers*, Dragons, me fit voir un jeune homme âgé de vingt-quatre ans, qui étoit hermaphrodite : moi naturellement curieux & cherchant des lumieres, j'y portai toute mon attention.

Voici la description que j'en fis. 1°. Je remarquai deux grandes levres, & dans le milieu il y avoit un gland de la grosseur & de la longueur d'un maron, sans prépuce, il étoit creusé en forme de gouttiere à la partie antérieure & postérieure, laquelle répondoit directement au col de la vessie. L'on voyoit même sortir l'urine par un trou qui ressembloit parfaitement à une vulve d'une fille de douze ans : c'est ce qui lui procuroit une incontinence d'urine. 2°. il avoit deux testicules de la grosseur ordinaire placées à l'endroit qui convient. Ce jeune homme étoit d'une taille de quatre pieds & demi,

il avoit la barbe noire & la parole mixte.
Je lui demandai s'il avoit quelquefois
éprouvé les effets de l'amour, il me répondit qu'il étoit innocent fur toutes ces
chofes, & que jamais il n'avoit apperçu
la moindre liqueur prolifique à ces parties. On peut augurer par cette remarque
qu'elle fe répandoit dans le même tems
que l'urine, ou qu'elle refluoit dans la
maffe du fang. Ce pauvre individu étoit
bien trifte & fort à plaindre, en ce qu'il
avoit continuellement fa culotte mouil-
lée, malgré tous les bandages poffibles,
& ne pouvoit fe préfenter nulle part.

Charlemagne étoit le plus grand Empereur du monde, en religion, en valeur,
en police, en libéralité & en douceur ;
mais fa paffion pour les femmes lui a mé-
rité des reproches qui dureront autant que fa mémoire : comme ce Prince
fe connoiffoit parfaitement en amour ;
voici le trait d'une rare indulgence d'un
Monarque offenfé de la part d'un de fes
ferviteurs.

Eginard

Eginard, Gentilhomme & Secrétaire de Sa Majesté, ayant porté ses affections plus haut que ne le permettoit sa condition, fit l'amour à une des filles naturelles de *Charlemagne*. Ce Secrétaire étoit un homme d'esprit & de bonne grace, ce Monarque l'aimoit & lui donnoit même un trop libre accès auprès de sa personne. Il arriva une nuit d'hiver que ces deux amans étoient si enflammés d'amour, qu'à peine pensoient-ils au froid. *Eginard* alloit souvent auprès de cette Princesse dans son appartement, mais il étoit fort négligent à s'en retourner : la neige tomba abondamment, le tems pressoit de se séparer. Cet amoureux craignoit d'être reconnu par la trace de ses pieds & la Princesse ne jugeoit pas à propos qu'on vit de semblables vestiges autour de sa porte ; ainsi ils étoient dans une grande perplexité, en ce que l'amour de Léze-Majesté, ôte aux Princesses le Diadême, d'abord qu'elles sont soumises à sa tyrannie, ce qui lui fit

H

faire un acte un peu pénible pour fauver fon Amant, (*) qui fut de le prendre fur fes épaules & de le porter tout le long de la cour jufqu'à la porte de fa chambre. Un S. Pere dit que fi l'Enfer pouvoit fe charger fur le dos de l'Amour, il trouveroit affez de courage pour le porter. Mais il y a plus de facilité à entreprendre qu'il n'y a de prudence à fe couvrir : l'œil de Dieu ne permettant jamais que ces folies demeurent cachées ou impunies. *Charlemagne* paffoit quelquefois les nuits à l'étude, & veillant cette nuit-là, il entendit du bruit, ouvrit fa fenêtre, & reconnut les perfonnages de ce beau jeu. Enfin, le lendemain dans une grande affemblée de Seigneurs, & en préfence de *Imma*, fa fille & d'*Eginard*, il propofa le fait qui s'étoit paffé en termes couverts, & demanda de

____

(*) Que fi elle l'eût fait pour un pauvre, c'étoit le moyen de la mettre au rang des grands faints de fon fiecle.

quelle punition sembloit être digne un
serviteur qui se servoit de la fille d'un
Roi comme d'une mule, en se faisant
porter sur ses épaules, au milieu de la
nuit & parmi la neige. Chacun disoit son
avis là dessus, & il n'y avoit personne
qui ne condamna à mort ce fameux *Cé-
ladon*, qui changeoit de couleur en pen-
sant qu'il ne lui restoit qu'à être écor-
ché tout vif. Mais l'Empereur regardant
son serviteur d'un visage serein, lui dit,
Eginard, si tu avois de l'amour pour
ma fille, tu devois venir de plein pied
la demander au pere qui doit disposer
de sa liberté, & non pas faire ces actions qui t'ont rendu digne de la mort,
si ma clémence n'étoit plus grande que
le respect que tu as porté à ma personne.
Je te donne aujourd'hui deux vies, l'une
en te conservant la tienne, & l'autre en
te livrant celle dans laquelle ton ame vit
plus que dans le corps qu'elle anime :
prend ta belle porteuse en mariage, &
apprenez tous deux à craindre Dieu ,

& à faire un bon ménage. La Cour demeura extrêmement ravie de ce sage jugement.

La volonté de l'homme n'eft point certaine, tantôt il veut, tantôt il ne veut pas, aujourd'hui il defire une chofe, & demain une autre ; ah quelle perplexité ! Enfin, dans ce monde on ne voit qu'un mouvement irrégulier, & d'inftabilité, & on peut dire hardiment que l'homme eft l'animal le plus inconftant qu'il y ait fur la terre ; & caufe par fon déréglement la plus grande partie des maux qui nous environnent.

C'eft ce qui fait dire à l'Auteur, dans l'état du mariage confidéré phyfiquement, premiere partie, page 2 de l'Introduction ; » que l'homme qui fe livre avec » fureur & enthoufiafme à ce qu'on ap- » pelle la *jouiſſance*, avant l'époque marquée par la nature ; donnera naiſſance » à des enfans qui mourront prefque en » naiſſant, ou qui, s'ils parcourent une » partie de leur carriere, laiſſeront après

» eux des descendans foibles , ma-
» ladifs, plus occupés du soin de soute-
» nir leur fragile existence , que de l'es-
» poir de laisser une nombreuse postérité. »

L'amour ne demande que des gens robustes pour cette action, dit *Venette*, dans *le Tableau de l'Amour conjugal*, tome II , page 12 : » ceux qui sont na-
» turellement foibles, aussi-bien que les
» convalescens ; ont trop besoin pour
» eux-mêmes de chaleur naturelle, sans
» la dissiper avec les femmes. » Comme fit autrefois celui dont parle *Gallien*, qui n'étant pas encore tout-à-fait guéri d'une violente maladie, mourut la même nuit qu'il paya le tribut conjugal à sa femme. *Boerhaave* a connu un homme qui mourut dans la premiere jouissance.

Chesnau a connu deux jeunes mariés qui essuyerent, la premiere semaine de leurs noces, des accidens qui les condui-
sirent au tombeau dans peu de jours.

En vérité, il y a des personnes qui ne veulent point absolument surmonter leurs defirs effrénés, & ils tranfgreffent tout-à-la-fois, foit la loi du mariage, foit la faine raifon, auffi c'eft ce qui fait dire, & ce que nous n'éprouvons que trop fouvent malheureufement, que trop de lumiere nous aveugle, trop de bruit nous rend fourds & trop de plaifir dans la jouiffance nous fait mourir.

Il y a encore des femmes très-lubri-ques qui mordent dans l'action du coït; un de mes amis porta les marques de quatre dents fur le nez de la part d'une courtifanne : cet accident lui caufa par l'enflure & la douleur de toute cette par-tie une foibleffe de vue.

Un autre jeune homme fut auffi affecté de la vue pour avoir été mordu au bout de la langue, dans la même circonflance; le chirurgien qui le panfa eut beaucoup de peine à arrêter le fang ; & c'eft par l'abondante hémorrhagie qui influa fur cet organe. Que les hommes prennent bien garde à cette rage d'amour !

Voici un fait qui eft très-effentiel de

rapporter , arrivé à un Officier de ma connoiſſance. Une fille de joie lui ayant donné ce qu'on appelle vulgairement un *ſuçon* ſur l'œil , il en réſulta une inflammation qui fut ſuivie de la cataracte. *Voyez* les cauſes externes de la cataracte dans mon Ouvrage , page 12.

J'ai connu quantité de perſonnes que l'uſage trop fréquent du coït avoit rendu aveugles par la goutte ſereine parfaite , & chez d'autres leur avoir procuré une grande foibleſſe de vue. *Venette* dit, » que par la diſette des eſprits les yeux » ſont triſtes & enfoncés , & on n'ap- » perçoit plus ce feu qui y brilloit au- » trefois , les joues pendantes , les na- » rines deſſechées , le front aride , l'ouie » dure & la bouche puante : « en un mot , on ne voit que trop ſouvent les effets funeſtes que cauſe un amour dé- réglé.

Que les bêtes ſont heureuſes dans leurs paſſions , dit le même Auteur ! » *Elles vivent ſans ſouci & ſans allarmes,*

» *& ne forment jamais de deſirs ni de*
» *triſteſſes. Elles ont les plaiſirs que l'amour*
» *leur ſuggere , ſans en reſſentir les*
» *maux* (*). L'intérêt, l'ambition, la va-
» nité & les autres paſſions de l'ame ne
» les occupent jamais. Ne vaudroit-il pas
» mieux vivre comme elles dans une
» indolence , & dans une oiſiveté
» innocente , que d'avoir de l'eſprit &
» de la raiſon pour nous faire ſouffrir. »

Après avoir parlé des effets funeſtes que cauſe le trop grand uſage du coït, je vais entrer dans ceux que procure la Maſturbation.

Un jeune homme aimoit paſſionné-ment une Demoiſelle, deſiroit l'épouſer, les parens s'y oppoſerent conſtamment :

____

(*) Cette propoſition n'eſt pas vraie, car nous voyons que le chien, l'âne, le coq , & autres animaux très-enclins & fougueux pour la paſſion du coït , en ſont quelquefois malades, ſi on leur proſcrit cet acte. Il eſt vrai de dire que preſque tous les oiſeaux s'accouplent dans la ſaiſon que la nature leur indique & la plupart ne vivent pas long-temps.

il s'abandonna tellement à ce penchant qu'il devint maigre, sourd & presque aveugle ; mais par le moyen de la continence & de quelqu'autres remedes que je lui indiquai, il fut guéri à l'exception pourtant de la surdité qui ne disparut point entiérement.

Une jeune veuve étant venue me consulter pour une foiblesse de vue, & pour une perte blanche qui avoit du rapport à une gonorrhée, qui lui étoit survenue quelque temps après la mort de son mari, je la questionnai si elle n'avoit point contracté cette maladie avec son mari, ou fréquenté quelqu'autre personne ; elle me répondit que cette maladie lui étoit venue par échauffement, je compris d'abord la cause de son mal ; & en effet elle m'avoua qu'elle répétoit cet office de plaisir dix à onze fois chaque nuit. Je lui ordonnai les bains un peu tiedes, les alimens rafraîchiffans, une tifanne nitrée, & lui fit concevoir un danger éminent si elle recommençoit ; la malade fuivit réguliérement le régime, & la cure fut heureufe.

Venette dit » que le cerveau, qui » eft le principal organe de toutes les » facultés de l'ame, fe refroidit & fe » defféche tous les jours par la perte » exceffive de cette humeur, » fe confume fi bien, que dans quelques hommes lafcifs, au rapport de *Gallien*, on a quelquefois trouvé cette partie tellement diminuée, qu'elle n'étoit pas plus groffe que le poing. *Salmulth* a connu auffi un homme fe defsécher fi prodigieufement le cerveau, qu'on l'entendoit vaciller dans le crâne, pour s'être livré à des excès du même genre.

M. *Tiffot*, dans fon Onanifme, page 35, parle » de ceux qui fe livrant à » cette odieufe habitude, n'en font pas » tous auffi cruellement punis ; mais il » n'en eft point qui ne s'en reffente du » plus ou du moins. La fréquence des » aƈtes, la variété des tempéramens & » plufieurs circonftances étrangeres occa-

» sionnent des différences considérables.
» Les maux que j'ai vu le plus souvent
» sont, 1°. un dérangement total de
» l'estomac, qui s'annonce chez les uns
» par des pertes d'appétit, ou par des
» appétits irréguliers ; chez les autres
» par des douleurs vives, sur-tout dans
» le tems de la digestion, par des vo-
» missemens habituels qui résistent à tous
» les remedes, tant que l'on reste dans
» ses mauvaises habitudes. 2°. Un affoi-
» blissement des organes de la respiration,
» d'où résultent souvent des toux séches,
» presque toujours des enrouemens,
» des foiblesses de voix, des essoufle-
» mens, dès qu'on se donne un mou-
» vement un peu violent. 3°. Un relâ-
» chement total du genre nerveux. »

J'ai connu un Eléve en Chirurgie, à
Orléans, qui, s'étant livré à la Masturbation, à l'âge de dix-huit ans, devint
presqu'aveugle, & son corps livide, &
accablé d'une maigreur extraordinaire.
Se voyant dans cet état déplorable, le

défefpoir le prit , il fe faigna aux quatre membres , & à mefure qu'il répandoit fon fang , le bon fens lui revenoit , & en ef-fet il eut l'attention de boucher les plaies qu'il s'étoit faites. Alors il donna fa confiance à M. *Regnier*, Maître en Chirurgie de la même ville , qui le guérit par l'ufage des bains froids , des alimens reftaurans , mêlés avec le régime végé-tal , la décoction de quinquina & la pro-menade. Il faut obferver que ce malade eut un fingulier dégoût pour les filles ; car , lorfqu'il fut rétabli , il ne les fixoit jamais de peur de retomber dans la même paffion.

J'ai connu plufieurs autres jeunes gens affectés de la même paffion , qui avoient été obligés de quitter leur vocation ; les uns fe plaignoient de voir de bluettes de feu , d'autres des moucherons & beau-coup de brouillards : la débilité de leur vue avoit été portée prefque au dernier point.

Dans ceux qui étoient attaqués de

maladies vénériennes, j'ai remarqué que l'usage fréquent du coït ou de la masturbation, & le retard de se faire traiter, leur occasionnoient des ophtalmies, & des taies qui ternissoient l'éclat de cet organe. J'ai vu même plusieurs personnes auxquelles ce virus avoit fondu en partie ou en entier le globe de l'œil par une suppuration abondante. C'est pourquoi il faut tâcher de dompter ses passions par la considération des maux qu'elles apportent, & je les exhorte d'entrer le plutôt possible dans le traitement qui convient.

Cependant l'usage du coït légitime ; mais peu fréquent, n'offense point les jeunes gens qui sont naturellement sains, robustes & d'un âge presqu'adulte ; soit pour la perfection de leurs membres, soit pour l'intégrité de leurs forces corporelles ; car tant s'en faut qu'ils en soient débilités, comme les personnes âgées, qu'au contraire ils se sentent plus forts & plus gais.

Néanmoins, il faut leur occuper l'esprit & le corps à divers travaux ; afin qu'ils puiffent refréner les aiguillons & affauts de l'amour. En général, pour la confervation de la fanté & de la vue, on doit encore éviter le plus qu'on peut les autres paffions de l'ame , comme la colere , la haine & l'envie, que je vais décrire.

La *colere* eft un mouvement véhément de l'ame qui la rend fufceptible de douleur , mouvement accidentel qui naît pour l'ordinaire des injures ou des infultes que nous avons reçu directement ou indirectement, fe propofant toujours des objets particuliers , mais dont l'ardeur peut s'éteindre par le bon fens, la religion & la foumiffion. La colere fait éclater fon falpêtre dans le corps , auffi cette violence ou agitation , qui impofe filence à la raifon , réduit le plus fage au point de s'oublier & de fe méconnoître. Après tout , fon effet ne laiffe que le repentir.

Cependant, la colere porte souvent à la vengeance (*) ; mais elle veut que celui qui en ressent les effets, connoisse la main d'où partent les coups. Voici la différence de la haine avec la colere : il y en a de quatre sortes, sçavoir, la naturelle, la brutale, la mélancolie & l'humaine. La haine en général est une aversion & une horreur dans la créature pour tout ce qu'elle se figure être contraire à son bien, ou préjudicable à son contentement : par exemple, le mouton

____

(*) Etant à Bâle, un Boucher Suisse, du Canton de Schaffouse, âgé de quarante ans, vint me consulter pour sa vue. Je l'examinai, & reconnus par la grande dilatation de la prunelle des deux yeux, qu'il étoit affecté d'une goutte sereine la plus parfaite. Il me dit qu'il avoit perdu la vue, à la suite d'une violente colere contre un parent, qui lui avoit gagné, disoit-il, un procès injuste.

J'ai vu aussi à Montpellier un enfant âgé de douze ans tomber dans une espece de Catalepsie, qui dura deux heures pour n'avoir pu se venger de son frere aîné qui l'avoit battu. Ensuite il eut une fievre qui dura quinze jours.

hait le loup, le moineau hait le faucon ; comme étant les ennemis jurés qui les perfécutent pour leur ôter la vie. Car il eft néceffaire de remarquer que tout ce qui eft convenable à la nature eft mis au rang du bien, & qu'auffi tout ce qui eft contraire eft mis au rang du mal.

La *haine naturelle* eft une antipathie qui naît avec nous pour certaines chofes que nous ne pouvons voir, fentir ou toucher fans horreur, & avec lefquelles nous ne pouvons jamais compatir, fans que nous en puiffions rendre raifon, fe faifant voir plutôt par les effets que par les caufes.

Le *haine brutale* naît d'un tempérament cruel & barbare, fur lequel la raifon n'a jamais eu d'empire, qui eft plutôt une rage qu'une paffion, en ce qu'il tend à la deftruction de tout ce qui lui fait horreur. Chofe digne de bêtes féroces ou de ces malheureux *Antropophages*, qui n'ont d'humain que la figure, & non contens d'avoir vaincu & donné la mort à leurs adverfaires, font

encore

encore sentir à leurs corps toutes les cruautés & tous les opprobres de la rage la plus effrénée. Telle fut la haine de *Thomiris* , Reine des Massagettes , lorsqu'ayant pris la tête du *Grand Cyrus*, la plongea dans un bassin rempli de sang , en disant ces paroles barbares : *assouvis-toi du sang dont tu fus altéré.*

La colere peut se guérir , mais *la haine* est incurable, le tems l'augmente & les remedes l'irritent. La vengeance qu'elle excite est quelquefois si cachée qu'elle ne desire que la ruine de son ennemi ; tels étoient *Caligula , Hérode , Néron , Tibere ,* & tant d'autres Princes efféminés , dont la rage ne pouvoit être assouvie par les meurtres les plus effroyables. Des vies si monstrueuses font des leçons suffisantes pour convaincre son effet.

La haine mélancolique ne vient que de l'abondance excessive d'une bile noire & fumeuse , dont les vapeurs offusquent, agissent & tourmentent ceux qui en sont possédés. Ces sortes de gens habitent les déserts, & ont en horreur les plaisirs les plus permis ; ils fuyent la lumiere & la société , ne veulent ni être vus, ni voir personne : la tristesse & la colere est leur partage , & depuis qu'ils y sont , il est bien difficile de les appaiser, parce que cette bile sulphureuse venant une fois à prendre feu , il est mal - aisé de l'éteindre. Ces sortes de gens seroient plus propres à la guerre qu'à toute autre chose.

La *haine humaine* est celle qui jette seulement quelques racines dans le cœur, & qui s'appaise volontairement; celle-là est une maladie de l'ame, d'autant qu'elle est unie au corps de l'homme; mais le bon sens & la raison la surmonte & la guérit facilement, puisqu'elle peut venir des choses qui ne nous regardent pas particuliérement, mais qui touchent le bien public.

L'*envie* est le vice le plus ordinaire & le plus odieux qui soit dans le monde, elle n'a pour objet que la félicité & les profpérités d'autrui : par exemple , elle ne s'attache jamais aux malheureux ; mais elle répand toujours un venin fur les hommes de mérite , & cherche à ternir l'éclat de leurs belles actions : en effet, quelle image de raifon & de vertu peut-on trouver dans une paffion qui nous fait affliger de la profpérité d'autrui , comme fi notre prochain nous faifoit injure , parce qu'il eft plus heureux que nous. Ainfi l'envie fait naître la calomnie & la médifance , qui flétriffent la vertu la plus pure. C'eft ce qui excite en nous un trouble auquel la raifon eft contrainte de céder.

La *colere* éclate , la *haine* fe découvre ; mais les traits de l'envie font d'autant plus dangereux , que la baffeffe & la lâcheté qui l'accompagnent toujours , la contraignent à fe cacher fous un extérieur trompeur & rempli d'artifices. Un envieux félicite un homme fur fes progrès , fes emplois , fes actions, ou fes richeffes, d'un vifage ouvert , tandis que dans fon ame il en feche de dépit

& de rage , & n'a point de repos qu'il n'ait trouvé quelque occafion de lancer fes traits contre lui.

Enfin , la joie, la trifteffe , la crainte & autres paffions de l'ame peuvent caufer des effets finiftres , dont tous les Médecins des fiecles les plus réculés nous ont tranfmis des exemples. Mais je finis cet article, en difant comme le docte *Fernel : quiconque mettra la tempérance & la continence pour fondement de fa vie & de fa fanté , ne fera jamais affligé d'aucune maladie.*

SECTION HUITIEME.

Du sommeil & de la veille convenables.

LE sommeil donne du repos à la faculté animale, & de la vigueur à la naturelle, en réparant les esprits exhalés du corps ; rafraîchit les organes des sens, fortifie les membres lassés du travail, afin qu'ils puissent de nouveau recommencer leurs mouvemens, avec le même degré de force.

Ainsi, la veille & le sommeil doivent avoir une médiocrité ; par exemple, j'ai observé que les veilles réitérées de la nuit, soit dans l'exercice d'un travail quelconque, soit dans différens jeux ou passe-tems, nuisoient infiniment à la santé & à l'organe immédiat de la vue, en ce que les veilles excessives dissipent trop les esprits, refroidissent le cerveau, appésantissent la tête, rendent le

I iij

corps lourd, les fens hébétés, & enfin tous les membres pefants & pareffeux.

Le trop long & profond fommeil eft auffi nuifible, parce qu'il rend la figure bouffie, appefantit le corps, in-terrompt la coćtion, procure un fang lourd & épais, & engendre des crudités qui troublent la vue.

Néanmoins, il eft d'ordinaire, pour certaines perfonnes, de dormir, particu-liérement l'été, une heure ou deux après leur dîner, fans qu'elles s'en trouvent in-commodées. Cette remarque n'a pas lieu chez les vieillards ; au contraire, l'ufage de dormir le jour chez eux, fait qu'ils paffent une grande partie de la nuit, & quelquefois-même toute entiere en veilles. Il en réfulte de-là, que leurs corps fe trouvent plus affoiblis, ainfi que la per-ception de la vue ; auffi à peine peuvent-ils voir à fe conduire le lendemain, par la quantité de brouillards qu'ils apper-çoivent.

Il eft donc évidemment effentiel pour

l'intégrité de la santé & de la vue, de dormir seulement la nuit ; & dans le courant du jour, on doit fuir toutes les passions de l'ame ; sur-tout les vieillards qui doivent particuliérement éviter le beau sexe, sans quoi ils s'exposent à passer des nuits à des chagrins, à des ennuis, à des rêves & à des peurs qui occasionnent qu'ils se réveillent en sursaut, quelquefois même en criant, à cause de leur tempérament froid, & de la foiblesse de leur cerveau : il est souvent nécessaire de leur donner un léger narcotique, afin de provoquer leur sommeil.

Enfin, il faut généralement préférer le sommeil de la nuit, parce que le jour est tout-à-fait destiné à vaquer à l'exercice de chaque état, & la nuit doit servir à réparer les forces & les esprits perdus pendant la journée.

Quant au coucher, l'heure la plus propice est de dix ou onze heures, & deux ou trois heures après un souper léger. Le sommeil doit être fixé de sept, huit ou neuf heures ; il faut dormir autant qu'on le peut , fur le côté droit, afin de faciliter la digeftion. Il eft même né-ceffaire de s'habituer de bonne heure à tenir la tête un peu haute fur l'oreiller: fi toutefois on étoit affecté d'une fluxion fur les deux yeux , il faudroit néceffai-rement coucher fur le dos.

Une chofe à laquelle on paroît ne faire aucune attention , & qui pourtant fe trouve d'une plus grande conféquence qu'on ne fe l'imagineroit d'abord , c'eft de fe garder de coucher dans des ap-partemens trop étroits , & trop bien fermés , car il eft nuifible pour la fanté & pour la vue de dormir, fur-tout l'été, dans de femblables lieux.

Si loin de jouir de cet air libre , vif, élaftique , les perfonnes paffent le jour ou la nuit dans un lit prefqu'inacceffible au grand air , il s'enfuit que refpirant toujours un air relâché , & fali des ex-halaifons continuelles de l'haleine & de la tranfpiration , toutes les habitudes du

corps en seront altérées, & le tempéramment, au lieu d'être frais & vigou-
reux, se trouvera affoibli, ainsi que
l'organe de la vue.

Il est encore bon de faire remarquer
qu'on ne doit jamais se coucher dans un
lit placé en face du jour, ni près des
fenêtres, parce que la trop grande clarté
en se levant offusque extraordinairement
la vue, de même que l'humidité de la
nuit, qui passe au travers des croisées &
des vitres.

Si le moyen que je donne est mis en
usage, on conservera plus long-tems ce
sens si utile, & on évitera par-là les
brouillards ou éblouissemens qui paroif-
sent à cet organe durant le jour.

SECTION NEUVIEME.

DE *l'utilité du travail & des évacuations de sécrétions.*

L'EXERCICE modéré du travail de notre corps est très-utile pour la santé & pour la conservation de la vue. Voici les avantages qu'il procure : 1°. il augmente la chaleur naturelle, en réveillant promptement les esprits ; 2°. il donne de l'appétit, l'estomac cuit mieux les alimens, & les digere avec beaucoup plus de facilité ; 3°. il rend les membres plus souples & plus forts ; 4°. enfin, il tient tous les conduits sécrétoires & excrétoires du corps, tant sensibles qu'insensibles, ouverts & en bon état, & la couleur de la peau en est plus vermeille.

L'exercice trop réitéré ou forcé, est nuisible à la santé, en ce qu'il attenue les membres, fatigue la vue, desseche le corps par la trop grande déperdition

de substance ; comme procure spécialement la chasse, le jeu de paume, la
danse, &c. Par exemple, la promenade à
pied, à cheval ou en voiture, est très - re-
commandable, principalement après le repas; elle rend en effet l'esprit gai, & fortifie
tous les organes des sens ; mais elle doit
être proportionnée à la force d'un chacun
& à la quantité d'alimens qu'on a pris, sans
quoi elle n'est pas si profitable ni à la santé
du corps, ni à celle de la vue. D'ailleurs,
il faut nécessairement connoître un milieu
en tout.

Il est encore bon de faire remarquer
ici qu'une trop grande application quelconque au travail, ou un attachement
trop long à des ouvrages fins, sur-tout
la nuit à la lumiere, comme à l'écriture, à
l'horlogerie, ou à la broderie, &c. nuisent
infiniment à la perception immédiate de
la vue.

Voici à cet effet plusieurs exemples.
Une femme-de-chambre du *Mans*, âgée
de 50 ans, me fit part que toutes les fois

qu'elle s'appliquoit avec trop d'affection à la lecture , ou à des ouvrages délicats , la nuit ou le jour , elle voyoit d'abord les objets , tantôt jaunes & tantôt verds ; mais dès qu'elle avoit pris du repos , ou le grand air , cela se passoit : elle observoit encore que toutes les nuits, dans les ténebres , lorsqu'elle baissoit la tête pour prendre quelque chose par terre , il lui sembloit appercevoir des lampions & des fusées de feu , qui montoient & descendoient devant ses yeux.

J'ai connu plusieurs autres personnes à qui la trop grande application avoit occasionné de voir des étincelles de feu , ou des petites globules de différentes couleurs ; entre autres une Demoiselle de *Rouen* , âgée de 44 ans , se plaignoit depuis un an de voir continuellement des deux yeux , le jour comme la nuit, un rond bleu de la grandeur de la main, & dans le milieu, elle voyoit un rouge de couleur de feu. Cette malade étoit fort affligée , craignant de perdre la vue , après avoir tenté inutilement beaucoup de remedes ; mais je la rassurai, & lui prescrivis d'abord la saignée de pied, les bains domestiques au nombre de six, une tisanne rafraîchissante, jointe à une pinte de petit-lait par jour ; elle fut purgée de tems en tems avec les pilulles de *Bellofte*, & la guérison eut lieu dans un mois. Cette maladie provenoit d'échauffement à la suite d'un grand exercice du travail. Par les mêmes remedes j'ai guéri une Dame de *Caen*, qui voyoit la nuit neuf chandelles allumées de l'œil droit ; néanmoins il n'y en avoit qu'une, & à l'Eglise elle les voyoit beaucoup plus multipliées par la multiplicité des flambeaux.

Etant à *Bâle*, le sieur *Stechins*, du Canton de *Berne*, vint me consulter, lequel à la suite d'avoir forcé sa vue à des écritures fines, appercevoit, disoit-il, d'abord qu'il étoit nuit, des ruisseaux d'eau, & le jour des branches d'arbres sans feuilles, dont il m'apporta la description sur un papier. Il avoit fait beau-

coup de remedes tant internes qu'externes, toujours infructueusement. Je lui en
indiquai plusieurs autres qui furent de
même, parce qu'il étoit d'un caractere
hypocondriaque ; on guérit rarement
ces fortes de malades.

Voyons maintenant comme on doit
prendre garde fur les fécrétions & excrétions générales de tout le corps ; par
exemple, les fécrétions fe font dans les
glandes par une fubftance continuelle qui
eft apportée par les alimens que l'on
prend; le corps fe réferve uniquement celle
qui lui eft la plus propre pour fa reftaura-
tion & fa nutrition, & pouffe enfuite
dehors celle qui lui eft effectivement contraire, que nous nommons excrétion. De-
là vient que dans chaque coction naît
divers excrémens dont l'evacuation eft
autant falutaire, que la rétention en
eft pernicieufe. C'eft pourquoi il eft très-
effentiel pour les malades, quant à leur
dérangement, d'appeller un habile médecin, afin qu'il puiffe, par le fecours de

l'art, remédier à ces genres de maladies, autrement la partie de l'œil qui est la plus délicate en souffre particuliérement.

En effet, on a vu très-souvent, & moi-même, des sécrétions retenues, se porter immédiatement sur cet organe, procurer d'abord, ou insensiblement, une grande foiblesse de vue, & même l'aveuglement; mais il n'est pas dit pour cela que cette métamorphose d'humeur ait toujours resté sur la partie affectée, puisque par l'effet d'une crise ou excrétion salutaire, la lumiere se trouve rappellée comme auparavant. (*)

(*) Il y a des enfans qui héritent quelquefois de pere & de mere des maladies de l'œil qui affectent beaucoup leur vue : aussi l'on voit communément que ces pauvres individus ont les yeux remplis de chassie, ou de taies accompagnées de fluxions très-opiniâtres à guérir ; c'est ce qui oblige la plupart, & dans un âge encore tendre, à se servir de lunettes, à cause de la débilité de cet organe. Pour le traitement je suis dans l'usage de leur appliquer le séton à la nuque, afin de procurer une dérivation de cette humeur, suivie d'un régime de vie; par le succès que j'en ai vu, je con-

J'ai vu un homme à *Tours*, qui perdoit la vue deux jours de la femaine par une humeur qui fe portoit fur cet organe & à la tête, enfuite elle prenoit un écoulement naturel & abondant par les narines qui la lui rendoit : cette maladie lui duroit depuis plus d'un an ; je lui indiquai de prendre le tabac d'Efpagne, & l'alkali-volatil, pris en vapeur de tems en tems dans le creux de la main, qui le guérit.

Effectivement, j'ai obfervé dans ma pratique que l'évacuation forcée de cette fécrétion, retenue dans la membrane pituitaire, par l'effet des *errhines* ou *fternutatoires*, avoit foulagé plufieurs malades affligés de la vue, dans lefquels j'avois

----

feille de le mettre en pratique : mais je dirai auffi avec vérité que chez d'autres enfans les mêmes fecours étoient infructueux, c'eft-à-dire, que le mal n'étoit qu'adouci, & qu'il falloit conféquemment attendre l'âge de puberté, comme étant le feul remede vraiment efficace pour mettre fin à ces genres de maladies.

foupçonné

foupçonné la rétention de cette humeur. On trouve une infinité de cures heureufes écrites dans divers élémens de l'art de guérir par le fecours des *errhines*, dont les uns fe font fervis de différentes poudres ou décoctions de plantes aromatiques refpirés par les narines, d'autres enfin du mercure doux bien mêlé avec dix grains de fucre candi qu'on divife en dix prifes, dont on en prend une tous les matins après s'être mouché.

Cependant la prudence exige que l'ufage des *errhines* violentes foit pris modérément & de loin-en-loin, fans quoi il en réfulte des accidens pernicieux.

Boyle rapporte dans la Philofophie expérimentale, qu'un Chirurgien empirique avoit ordonné à une perfonne qui étoit devenue aveugle, de tirer par le nez deux grains d'une poudre dont la bafe étoit le mercure : ce Chirurgien envoya enfuite dire que c'étoit le turbith-minéral. A la premiere prife

fon corps reçut une fecouffe violente, &
fut dans un bouleverfement univerfel &
une agitation extraordinaire ; là tête enfla confidérablement , il lui prit tout
de fuite un vomiffement terrible , des
fueurs abondantes, des felles copieufes,
un flux d'urine , une falivation & un
larmoyement confidérable , qui durerent
avec force pendant dix ou douze heures,
enfuite le malade recouvra la vue.

Thomas Bartholin fait auffi obferver
que les *errhines* violentes font dangereufes, parce qu'elles procurent des fe-
couffes trop fortes à la tête. Il donne
l'exemple d'un Capitaine de Vaiffeau qui
éprouva une inflammation du cerveau
pour avoir fait ufage de ces fortes de
remedes.

Daniel rapporte dans les Actes phy-
fiques de Médecine, qu'une femme âgée
de vingt-cinq ans perdit la vue , quelque tems après avoir accouché ; mais
que les fueurs abondantes la lui firent
.auffi-tôt revenir.

Un vigneron d'*Orléans* perdit la vue à la suite d'une transpiration arrêtée. Il fut d'abord affecté d'une grande douleur de tête. Je fus appellé à tems , & j'ordonnai sur le champ une saignée debras,ensuite celle du pied ; après l'effet de ces deux saignées , je lui fis prendre un vomitif & plusieurs verres d'une décoction de racine de bardane , c'est ce qui lui procura une abondante sueur , & la vue revint telle qu'auparavant. Comme il se plaignoit encore de la douleur de tête , & d'une espece de fraîcheur , j'appliquai sur cette partie une emplâtre vessicatoire ; son effet completta la cure.

Madame la Comtesse d'*Yvonne* perdit la vue de l'œil droit , en ce qu'il devint atrophié. Cet accident lui étoit survenu pour avoir trop pleuré la mort d'un de ses fils , & passé fréquemment des nuits à la lecture ; l'œil gauche tendoit à la même maladie. Je lui prescrivis un régime , & lui interdis toute application d'esprit. J'ai remarqué en général que les pleurs trop fouvent réitérés rendent les yeux petits , offufquent beaucoup la vue , & même produifent quelquefois la cataraɕe , ainfi que la goutte féreine.

Marie Fafi , des environs d'*Orléans* , âgée de vingt-huit ans , perdoit la vue toutes les fois que la fuppreffion des menftrues avoit lieu. Enfin, un jour elle voulut marcher pieds nuds dans un foffé rempli d'eau , fes regles s'arrêterent de nouveau , & fon imprudence lui caufa la perte entiere de la vue par la goutte féreine.

Une Demoifelle de *Grenoble* , âgée de dix - neuf ans , étoit affligée aux deux yeux d'un larmoyement , lequel venoit deux fois le mois , & duroit fix jours chaque fois. Il y avoit lieu de croire qu'elle étoit réglée par cet organe , car on n'a pu par aucun moyen lui rétablir fes menftrues.

Ainfi il eft bon de remédier le plutôt poffible aux fécrétions retenues , afin de les expulser, pour qu'elles ne nuisent ni à la santé, ni à l'organe de la vue. Par exemple, le matin on doit cracher, moucher, se ratisser la langue, se rincer la bouche avec l'eau & le vinaigre pour emporter ce petit limon qui est très-nuisible ; ensuite se nettoyer les oreilles, se laver les yeux & la figure avec de l'eau de riviere, en y joignant quelques gouttes d'eau-de-vie de lavande, car la crasse qu'on laisse à la figure, faute de se laver, procure une transpiration arrêtée à cette partie qui nuit infiniment à la vue.

Les tempéramens cacochismes, bilieux ou pituiteux, doivent particuliérement fumer de tems en tems ; quelquefois l'usage d'un vessicatoire à la nuque, ou un cautere au bras leur est salutaire, afin de procurer une dérivation de l'humeur qui se porte quelquefois sur cet organe. Il n'est pas bon pour ces sortes de malades d'arrêter trop tôt un ulcere ou plaie, ou fistule ; au contraire, l'issue en est souvent bienfaisante.

K iij

Les perſonnes qui ſont naturellement conſtipées doivent faire uſage des alimens laxatifs, ou vuider tous les jours leurs excrémens par le ſecours des lavemens. Au printems ſur-tout on doit faire uſage de quelques remedes, comme la ſaignée, la médecine, les bains domeſtiques, & quelques bouillons rafraîchiſſans ; par ce moyen on facilite les ſécrétions internes & externes du corps.

On peut encore employer les friction à la tête, & même la faire raſer de tems en tems, particuliérement à ceux qui portent perruque, parce que la tranſpiration de cette partie eſt très-recommandable pour la conſervation de la vue. Les moyens, que je viens de preſcrire, employés avec tout le zele poſſible, feront un effet merveilleux chez les malades affectés de la vue, ou pour la conſerver, & jouiront en même tems d'une ſanté la plus parfaite.

SECTION DIXIEME.

DES diverses indications ou remedes préservatifs pour conserver l'organe de la vue.

IL est d'une grande conséquence de faire observer ici qu'il y a encore des personnes qui ont la vue foible ou usée par le grand âge ; dans ce cas, il n'y a d'autre remede à suivre que le régime que j'ai déja prescrit, & de faire usage de lunettes, qui sont recommandables, pour le soulagement de ce précieux organe, que l'industrie de l'homme a fait, afin de le conserver plus long-tems, & même nous faciliter à vaquer à divers travaux. A cet effet, je marquerai les foyers qui conviennent.

Par exemple, ceux qui sont miopes, doivent se servir de lunettes concaves, afin d'alonger leur vue. Ceux au contraire qui sont presbytes, se serviront de

celles qui font convexes, pour rapprocher les objets.

Les perfonnes qui ont la vue foible
ou ufée doivent fe fervir de lunettes depuis le numéro fix, jufqu'à trente - fix;
mais on doit toujours commencer le plus
qu'on peut par celles du numéro trente-
fix, parce qu'elles ne groffiffent point les
objets ; au contraire, elles ne font que
les rendre plus clairs fans offufquer la
vue. Enfuite par degré d'âge la vifion
devient ordinairement plus foible ; alors
on doit prendre les numéros vingt-quatre,
quinze ou dix. Infenfiblement on peut
venir jufqu'à fix, qui groffiffent beaucoup plus que les précédentes ; car
celles depuis ce dernier numéro jufqu'à
un, ne peuvent ordinairement fervir que
pour les perfonnes à qui on a fait l'opération de la cataracte.

Ceux qui font accoutumés à porter
des lunettes, ne doivent point les changer
de numéro, excepté qu'on y foit forcé,
par l'âge comme j'ai dit ci-deffus, parce

qu'ils se mettroient autrement dans le cas de déranger le point de leur vue, pour une plus mauvaise.

En général , on peut connoître au mouvement de la pupille des deux yeux, le degré de force ou de foiblesse de la vue; mais j'ai observé plus particuliérement chez la plupart des personnes, que la prunelle d'un œil étoit beaucoup plus lente que celle de l'autre. Cela supposoit que la vue de cet œil étoit plus foible. Effectivement, un semblable signe n'est point équivoque ; il annonce presque toujours un vice dans la partie de l'iris, ou dans le crystallin, dont les personnes qui en étoit affectées pouvoient à peine voir à se conduire de cet œil.

J'ai fait plusieurs expériences qui confirment que la cause de cette maladie n'a pas son siege dans le nerf optique, ni dans la rétine ; voici le fait : si un malade approche sur un livre une lunette convexe à cataracte, il lira le caractere le plus fin d'un pied de distance, dont il étoit privé auparavant fans ce fecours, ce qui donne véritablement à connoître que l'effet de la lunette raffemble une plus grande quantité de faifceaux de lumiere, fur ce cryftallin vicié, qui vont enfuite fe peindre fur la rétine, pour y produire cette fenfation qu'on appelle vifion. Quand il y a un vice dans le nerf optique, ou dans la rétine, alors les lunettes ne font d'aucune utilité, ou au moins de très-peu.

Par exemple, j'ai vérifié chez beaucoup de perfonnes qui avoient les yeux noirs ou châtains, que, dans le général, l'œil gauche étoit plus fort & voyoit plus diftinctement que l'œil droit; mais j'ai examiné auffi que ceux qui ont les yeux gris ou bleus voyent prefque tous de la même force de chaque œil ; & quand le vice, dont j'ai parlé, a lieu fur un œil à ces derniers, alors il attaque plutôt l'œil droit que le gauche. *Borelli* veut que l'œil gauche foit toujours le plus fort; mais fon expérience n'eft pas conftante.

Voyez le Journal des Savans, premier Novembre 1672.

Saint-Yves rapporte une Observation dans son Ouvrage, page 272, qui n'est pas commune ; savoir, qu'un Chanoine de *Rheims* vint à *Paris* le consulter. Il apperçut qu'un de ses yeux étoit attaqué d'une paralysie imparfaite : il y avoit une dilatation à la prunelle qui n'avoit environ qu'un quart de son mouvement de contraction ; mais il fut très-surpris de ce qu'il lui dit, qu'en regardant dans un livre, l'œil sain étant fermé, il voyoit son œil malade parfaitement représenté. La premiere idée qu'il eut de ce Chanoine, fut de le croire hypocondriaque. Cependant pour s'assurer de la vérité, il le pria de fermer l'œil sain, & de regarder dans un livre ; ensuite il lui demanda ce qu'il voyoit sur la page ; il répondit qu'il appercevoit les lignes comme des rayons noirs, sans distinguer les lettres, & que dans le milieu il voyoit son œil représenté ; sur quoi

Saint Yves le pria de lui dire , puifqu'il voyoit fon œil, de quelle couleur étoit fon iris. Il la lui défigna fi bien , qu'il ne la voyoit pas mieux lui-même.

M. *Guerin* , dans fon traité des Maladies de l'œil, page 257 , penfe » que » cette paralyfie que *Saint Yves* nom- » moit imparfaite , étoit partielle , & » voici comme on doit fuppofer que la » chofe fe paffoit : les rayons lumineux » qui fe portoient fur la portion para- » lyfée de la rétine, étant renvoyée fur » la furface poftérieure de l'uvée, d'où » ils étoient encore réfléchis fur la par- » tie non paralyfée de la rétine qui étoit » fufceptible d'en recevoir l'impreffion, » & que le Chanoine avoit foin de rap- » porter fur le papier qu'il regardoit ; » de forte que ce qu'il voyoit n'étoit » autre chofe que la partie poftérieure » de l'uvée, qui lui formoit l'idée de la » portion colorée de fon œil. Ajoutons » à cela que la pupille devoit également » être repréfentée , ou plutôt les rayons

» lumineux , ne pouvant être refléchis
» de cette ouverture , donnoient par leur
» abfence une idée de quelque chofe
» de rond , qu'il prenoit pour la pu-
» pille. »

Après tout ce raifonnement , *Saint Yves* finit par dire que ce jeune Chanoine fut guéri dans l'efpace de trente jours par l'ufage des purgatifs , des bouillons rafraîchiffans , & des remedes fpiritueux appliqués fur fon œil.

La cure n'a pas été fi heureufe par les mêmes remedes que j'ai moi-même ordonnés à une Dame Religieufe de la Maifon de la Charité de *Caen* , agée de cinquante ans , qui avoit un mouvement aux prunelles des deux yeux, depuis un an, femblable à celui du Chanoine , ce qui lui avoit procuré une vue tranfpofée ; c'eft-à-dire, que quand elle vouloit lire dans un livre à gros caractere , qu'elle tenoit fur le genou droit, les lignes & le livre luiparoif-foient être fur le genou gauche , ainfi que des autres objets ; de forte qu'elle eſt reſtée dans le même état, & dans la ferme réſolution de mourir avec ſon ennemi. On ne doit pas s'en étonner; les perſonnes, les maladies, & les tempéramens ne ſont pas les mêmes, & par conſéquent les cures ſont diviſées: les unes ſe tournent en bien, les autres en plus grand mal; & il y en a d'autres enfin qui tiennent le milieu des précédentes.

Ces Obſervations démontrent évidemment que le mouvement naturel & vif de la dilatation, & de la contraction de la pupille, eſt d'une grande utilité à l'organe immédiate de la vue, parce qu'elle ſert à meſurer les rayons lumineux qui conviennent, afin d'aller ſe peindre avec plus de préciſion ſur la rétine.

Il y a encore pluſieurs perſonnes qui ſe trouvent affectées d'un éblouiſſement dans la vue, ſur-tout dans les grandes chaleurs, c'eſt ce qui les empêche de diſtinguer parfaitement les objets: alors, par le moyen des lunettes vertes, d'un verre qui ne soit pas trop foncé, & d'une figure platte conviennent. Cette couleur renferme beaucoup d'ombre, & tient par conséquent la prunelle dilatée, en arsorbant en grande partie la trop vive lumiere. La rétine se trouvant par ce secours moins offusquée, fait que les malades peuvent au moins vaquer à une partie de leurs travaux ; j'en ai fait faire aussi à ceux qui étoient obligés d'aller souvent en campagne.

Ceux qui auront la prunelle naturel-lement dilatée par la perte du ressort des fibres circulaires, pourront se servir avan-tageusement d'un tuyau noirci intérieu-rement, fait en cuir ou en carton; le diametre de sa pointe doit être un tiers plus étroit que celui de sa base, afin de modérer ou de restreindre en partie la trop grande quantité des rayons de lu-miere qui traversent l'œil pour aller se peindre sur la rétine. Les personnes affectées de la miopie ne peuvent point fe fervir de cet inftrument, & d'ailleurs leur vue n'eft pas fi fufceptible à fe déranger que les autres efpeces.

La vue fe trouve quelquefois affoiblie ou trouble, foit par l'atonie du globe de l'œil, foit par une férofité pituiteufe qui vient du cerveau qui inonde par fois cet organe ; dans ce cas le malade aura. recours aux purgatifs, aux emplâtres veſſicatoires appliqués derriere les oreilles ou aux épaules, & on fera diftiller dans les yeux deux ou trois fois le jour quelques gouttes d'une légere décoction d'eau de plantin ou de fumac, dans laquelle on y joindra une partie d'efprit de vin ou d'eau de lavande.

J'ai vu plufieurs perfones fe plaindre d'une petite convulfion, ou battement dans la paupiere, le plus fouvent à la fupérieure. Cette maladie, fans doute, ne provient que par le dérangement de quelques filets nerveux, en ce qu'il fe porte peut-être une trop grande quantité à la fois de l'efprit animal dans cette partie.

partie. On la guérit par l'application de l'eau fraîche mife en compreffe fur l'œil.

Il arrive fouvent une débilité de la vue, accompagnée de brouillards : je penfe qu'ils proviennent de la denfité de l'humeur aqueufe, ou faute de pouvoir tranfpirer aifément à travers la cornée tranfparente ; alors on doit fe fervir de l'alkali-volatil ou de l'eau de Cologne, pris en vapeurs dans le creux de la main, ou le baume de Commandeur diftillé, deux ou trois gouttes dans les yeux tous les jours (*).

On pourra auffi fe fervir avec le même fuccès du collire fuivant.

(*) Je défends abfolument toute efpece de fumigation, foit de café, foit de plantes aromatiques & autres, en ce que toute efpece de fumée nuit infiniment à cet organe. C'eft ce que j'ai obfervé dans ma pratique. Les Anciens ainfi que les Modernes n'ont pas manqué de copier & d'ordonner tous ces remedes ; mais il vaut beaucoup mieux fe fervir de la vapeur des liqueurs fpiritueufes, comme j'ai marqué ci-deffus ; les effets en font plus évidens.

L

Prenez des fleurs de thym, de la lavande, de romarin, de chacune un gros ; faites-les infuſer pendant quinze jours dans une bouteille qui contienne une demi-livre d'eau-de-vie, enſuite on paſſera cette liqueur à travers un linge, & on la mêlera avec une demi-livre d'eau diſtillée de chardon-bénit ou de bluet. Son uſage eſt d'en faire diſtiller pluſieurs gouttes dans l'œil, deux fois le jour. Si toutefois le malade préfere baigner l'œil dans une baignoire, alors il fera obligé d'y joindre un peu plus d'eau de bluet, afin de pouvoir la ſupporter. Voilà enfin des remedes expérimentés qui ſoulagent & conſervent la perception immédiate de la vue, & on peut en toute ſûreté en faire uſage, & s'en proſcrire une infinité d'autres, qui ſont la plupart vitrioliques, violens, dangereux, & donnés ſouvent au haſard par des perſonnes auſſi ignorantes de la ſtructure de l'œil, & de ſes maladies, que de la vertu des remedes qu'elles diftribuent avec tant d'affurance : l'indigent qui eft toujours la trifte victime, tombe fouvent dans un état de cécité auquel on ne peut plus remédier.

Confacré par état au fervice du public, & livré entiérement à une partie auffi effentielle que celle de l'œil, ne feroit-il pas injufte d'enfouir un talent, dont le fuccès annonce la certitude. Mes vœux feront véritablement accomplis, fi mon dévouement à porter aux malades de puiffans fecours, peut répondre aux témoignages de reconnoiffance que j'ai déja reçus.

FIN.

TABLE

DES Matieres principales.

·A

B.

C.

L iv

Excrétions & fécrétions générales du corps, dont l'évacuation eft d'autant falutaire que la rétention en eft pernicieufe. 142

Enfans qui héritent des pere & mere, des maladies de l'œil qui affligent leur vue. On peut augurer que les fécrétions ou excrétions ne fe font pas librement chez eux, de même que chez des perfonnes adultes. 143, 144

F.

Foibleffe de vue occafionnée par la crifpation du globe de l'œil ou du nerf optique. 34, 35

Fufées qui éclatent quelquefois fur l'œil de jeunes gens imprudens, à qui de femblables accidens procurent la foibleffe de la vue, la cataraéte ou la goutte fereine. Lifez l'obfervation & le traitement d'un jeune homme de Caen. 38, 39

Fruits qui ont trop d'humidité ne font pas fi propices, à la fanté ri à la vue ; on doit en manger après le repas, mais modérement, ceux qui font cuits doivent être préférés. 57

G

Goutte fereine, ou aveuglement parfait qui arrrive chez la plûpart des perfonnes tout-à-coup, & chez d'autres peu-à-peu. La prunelle eft pour l'ordinaire large, & le plus fouvent fans aucune efpece de mouvement. 27

Goutte fereine imparfaite eft celle qui procure au ma-

H.

I.

L.

N.

Nictalopie eft une maladie de la vue, dans laquelle les perfonnes qui en font affectées voient mieux la nuit que le jour. Il y a plufieurs efpeces de Nictalopie.   23

Les animaux quadrupedes font fort fujets à cette maladie, je donne un affez grand nombre d'obfervations pour le conftater, ainfi que le traitement qui leur convient. 24, 25, 26

O.

P.

Poiffons font ennemis des yeux, fuivant *Avicenne*; mais cela doit s'entendre de ceux des étangs, ou des eaux bourbeufes qui ont la chair molle, vifqueufe & fentant la vafe; ils font de même préjudiciables à la fanté.   52

Paffions de l'ame dont, une grande partie fe contractent par l'incontinence de la vue.   105

Les paffions parmi les hommes des fiecles paffés, étoient plus retenus qu'à préfent, auffi ils vivoient plus long-tems que nous.   106

FIN de la Table des matieres principales.

APPROBATION.

J'Ai lu par ordre de Monseigneur le Garde des Sceaux, un Manuscrit qui a pour titre *Réglement de vie , ou comment doivent se gouverner ceux qui sont affligés de la foiblesse de la vue , avec les moyens de s'en préserver* , par M. *Gleize* , Docteur én Médecine , & Médecin Oculiste de Messeigneurs le Comte d'Artois & le Duc d'Orléans. Les préceptes que donne l'Auteur , & les moyens qu'il indique ne peuvent qu'être utiles & agréables au public par les avantages qu'il en retirera. A Paris ce 31 Janvier 1787.

Signé DESCEMET.

PRIVILÉGE DU ROI.

LOUIS , PAR LA GRACE DE DIEU, ROI DE FRANCE ET DE NAVARE , à nos amés & féaux Gonseillers , les Gens tenans nos Cours de Parlemens , Maîtres des Requêtes de notre Hôtel, Grand-Conseil , Prévôt de Paris , Baillifs , Sénéchaux , leurs Lieutenans - Civils & autres Justiciers qu'il appartiendra ; SALUT. Notre amé le Sieur GLEIZE , Docteur en Médecine & Médecin Oculiste de Monseigneur le Comte d'Artois , Nous a fait exposer qu'il desireroit faire imprimer & donner au Public *le Réglement de vie , ou comment doivent se gouverner ceux qui sont affligés de la foiblesse de la vue , avec les moyens de s'en préserver ;* s'il nous plaisoit lui acccorder nos Lettres de permission pour ce nécessaires. A CES CAUSES , voulant favorablement traiter l'Exposant, nous lui avons permis & permettons par ces Présentes, de faire imprimer ledit Ouvrage autant de fois que bon lui semblera , & de le faire vendre & débiter par tout notre Royaume , pendant le tems de cinq années consécutives , à compter du jour de la date des Présentes. Faisons défenses à tous Imprimeurs, Libraires & autres personnes, de quelque qualité & condition qu'elles soient , d'en introduire d'impressions étrangeres dans aucun lieu de notre obeissance , à la charge que ces Présentes seront enregistrées tout au long sur le Registre de la Communauté des Imprimeurs & Libraires de Paris, dans trois mois de la date d'icelles : que l'impression dudit ouvrage sera faite en notre Royaume & non ailleurs , en bon papier & beaux caracteres: que l'Impétrant se conformera en tout aux Réglemens de la Librairie , & notamment à celui du 10 Avril 1725 , & à l'Arrêt de notre Conseil du 30 Août 1777 , à peine de déchéance de la présente Permission: qu'avant de l'exposer en vente , le manuscrit qui aura servi de copie à l'impression dudit ouvrage sera remis dans le même état où l'Approbation y aura été donnée ès mains de notre très-cher & féal Chevalier Garde des Sceaux de France , le Sieur HUE DE MIROMESNIL , Commandeur de nos Ordres : qu'il en sera ensuite remis deux exemplaires dans notre Bibliotheque publique , un dans celle de notre Château du Louvre, un dans celle de notre cher & féal chevalier Chancelier de France, le Sieur DE MAUPEOU, & un dans celle dudit sieur HUE DE MIROMESNIL : le tout à peine de nullité des Présentes : du contenu desquelles vous mandons & enjoignons de faire jouir ledit Exposant & ses ayant cause pleinement & paisiblement, sans souffrir qu'il leur soit fait aucun trouble ou empêchement. Voulons qu'à la copie des Présentes, qui sera imprimée tout au long, au commencement ou à la fin dudit ouvrage, foi soit ajoutée comme à l'original. Mandons au premier notre Huissier ou Sergent sur ce requis, de faire pour l'exécution d'icelles, tous Actes requis & nécessaires, sans demander autre permission, & nonobstant clameur de Haro, charte Normande, & Lettres à ce contraires : CAR tel est notre plaisir. DONNÉ à Versailles le quatorzieme jour du mois de Février, l'an de grace mil sept cent quatre-vingt-sept, & de notre Regne le treizieme. Par le Roi en son Conseil, LE BEGUE.

REGISTRÉ sur le Registre XXIII de la Chambre Royale & Syndicale de Paris, No. 1068, Fol. 217, conformément aux dispositions énoncées dans la présente Permission : & à la charge de remettre à ladite Chambre les neuf Exemplaires présentés par l'Arrêt du Conseil du seize Avril 1785. A Paris le 24 Avril 1787.

KNAPEN, Syndic.

ERRATA.

Pag. lig.

2	24	produit, *lifez* produite.
9	16	efpamodique, *lifez* fpafmodique.
38	21	foiblefle vue, *lifez* foiblefle de vue.
42	11	Malads, *lifez* malades.
55	5	Lais, *lifez* lair pris.
56	22	Les racines, *lifez* quant aux racines.
86	21	Tarage, *lifez* farage.
88	9	Vives, *lifez* fines faillies.
95	11	en font, *lifez* en font la galanterie.
121	23	lui fit, *lifez* lui fis.
128	15	le haine, *lifez* la haine.
145	8	mercure doux, *lifez* mercure doux un grain.